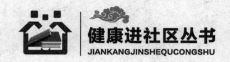

健康进社区丛书
JIANKANGJINSHEQUCONGSHU

中风病

主　编　钱秋海　薛一涛　倪　青

副主编　谭齐文　张传科　杨志宏　姜　山

编　者　（按姓氏笔画排序）

　　　　石　捷　李永红　杨志宏　张传科

　　　　武文广　姜　山　钱秋海　倪　青

　　　　谭齐文　薛一涛

军事医学科学出版社
·北　京·

图书在版编目（CIP）数据

中风病／钱秋海，薛一涛，倪青主编.
— 北京：军事医学科学出版社，2012.8
（健康进社区丛书）
ISBN 978-7-5163-0012-1

Ⅰ.①中… Ⅱ.①钱… ②薛… ③倪… Ⅲ.①中风－防治
Ⅳ.①R743.3

中国版本图书馆CIP数据核字（2012）第 197636 号

策划编辑：孙　宇　　于庆兰　　责任编辑：吕连婷
出 版 人：孙　宇
出　　版：军事医学科学出版社
地　　址：北京市海淀区太平路 27 号
邮　　编：100850
联系电话：发行部：（010）66931049
　　　　　编辑部：（010）66931127，66931039，66931038
传　　真：（010）63801284
网　　址：http://www.mmsp.cn
印　　装：三河市双峰印刷装订有限公司
发　　行：新华书店

开　　本：710mm×1000mm　1/16
印　　张：10
字　　数：109 千字
版　　次：2013 年 1 月第 1 版
印　　次：2013 年 1 月第 1 次
定　　价：18.00 元

前　言

　　"中风"是人们对急性脑血管病的惯用称法，它发病突然、急骤，病情变化快，表现症状多而杂，来势凶猛，与自然界中"风"的特点相似。中风具有发病率高、死亡率高、致残率高、并发症多等特点，又称"三高一多"症，是严重威胁人类健康的疾病。中风在过去20年里一直呈上升趋势，随着人民生活水平的提高，环境污染、气候变化、饮食习惯、烟酒嗜好及人口老龄化等社会问题的出现，中风的发病率越来越高，复发率也越发增多，我国的中风发病情况与世界平均发病率水平大体一致或稍偏高，属于中风高发地区之一，在我国人口死因中居第二位。中风产生的根本原因主要是高血压和脑动脉硬化，再加上情志、饮食、劳累、外感等因素的诱发而突然发作，现行的各种治疗方法均不甚理想，给患者、家庭及社会带来极大痛苦和严重损失。

　　一直以来，我们都在试图提高广大读者对中风病的认识水平，这是因为患者对疾病的认识水平直接关系到疾病治疗的效果和健康的维护情况。如果通过一本书的宣传和介绍，能够将中风病的相关知识和信息普及给大家，从而有助于这一常见病、多发病的及早发现、预防、诊治和康复，有助于减轻患者病痛，最大程度地恢复身心功能，减轻家庭和社会负担，将是我们作为医务工作者的莫大欣慰！

　　本书内容分识病篇、知病篇、治病篇、养病篇、防病篇五个部分，其中"识病篇"集中介绍了中风病的定义和一些基本疾病概念、早期征兆和典型的临床表现，以及一些最基本的鉴别诊断方面的内容，以期让读者具备初步辨识中风病的能力，抓住先机，及早发现和诊断中风病；"知病篇"简要介绍了中风病的病理机制、影响因素、具体分类、并发症、后遗症，以及预后等相关的重要常识，旨在让患者对中风病的来龙去脉有一个较为完整和系统的认识；"治病篇"介绍了各类中风病的主要治疗方法，包括药物、外科手术、中医药治疗等；"养病篇"则从饮食、起居、护理、康复锻炼等多个方面综合介绍了冠心病日常调护和养生的内容；"防病篇"主要针对中风病的高危人群以及日常生活习惯，对冠心病预防的相关知识和注意事项择要进行了介绍。

　　由于种种原因，未尽翔实之处，欢迎批评指正。

编　者

2012年11月20日

目 录

第一章　识病篇

第二章　知病篇

第三章　治病篇

第四章　养病篇

第五章　防病篇

第一章

识病篇

1. 何为"中风"

对于"中风"大家可能不大了解，但对于"抽风"人们都非常熟悉，常常听说"哎呀，谁谁家的孩子抽风了，吓死人了。"还有一句不文雅的话："你看看他，又抽风了！"既然都叫"风"，就有其共同之处：急！

《知识链接》

脑血管疾病：是各种脑血管源性脑病变引起的脑功能障碍。

"中风"是中医学的一个病名，"中风"一词最早见于两千多年前我国的医学专著《黄帝内经》。《黄帝内经》描述该病为"仆击偏枯"，即指突然发生一侧肢体不能随意运动。从病名的来源我们清楚了从两千多年以前，我们的祖辈就非常重视这个病了，中医素有"人之百病，莫大于中风"之说。

《知识链接》

中风：是急性脑循环障碍迅速导致局限性或弥漫性脑功能缺损的临床事件。

中风病其实就是脑血管病。脑血管病的范围较广，通常所说的中风指急性脑血管病变。

本病名称很多，外行人很容易搞混。曾经有一个患者在当地医院诊断为脑血管意外，去省医院检查，医生说是中风，后又到北京就诊，也诊断为中风，但他们开的药却大致相同。患者糊涂了，我究竟患的是什么病呢？其实，他们诊断的都是一个病。由于急性脑血管病来势较快，病势险恶，变化多端，犹如自然界的风一样"善行多变"，所以，古代医学家把这类病形象地称为"中风"（其实中医所说的中风也不完全和急性脑血管病相吻合）。而目前有些医生称此病为"卒中"，也是说这种病的发生较突然的意思。其中的"卒"即突然的意思，"中"则为得中，脑血管突然得了病，所以有些医生把这类病称为"卒中"。另外，这种病由于它的发生是脑血管意外地出了毛病，因此，又叫脑血管意外。民间有将中风病称为"半身不遂"、"半瘫"、"偏枯"、"偏瘫"等多种说法，实际上都指这一类疾病，且多指急性期后的表现。

〖知〗〖识〗〖链〗〖接〗

《黄帝内经》：是现存最早的中医经典，是我国战国时代以前的医学大成。

2. 给中风病画个全身像

疾病的症状就像一个人的长相，要认识中风病，自然得先从头到脚打量打量它到底长成一副什么模样，了解清楚中风病到底都有哪些症状。

　　不论哪种中风病，是脑出血、蛛网膜下腔出血所引起的出血性中风，还是脑梗死、脑血栓、短暂性脑缺血发作所引起的缺血性中风，它们的临床表现都有前驱症状、局灶症状和全脑症状。

　　前驱症状是指某些疾病的初期阶段，主要症状尚未出现以前最早出现的发病征象，又称早期症状。中风病的前驱症状主要是中风发作前患者的一系列身体不舒服的感觉，比如头痛、头晕、头昏、意识不清，恶心、呕吐，看东西模糊不清、视力减退，说话含混不流利像"大舌头"，脸面、舌头或身体半边手脚、胳膊、腿麻木，活动无力，接二连三打哈欠、流涎水、想睡觉等。前驱症状一般在发病前几秒、几分、几小时或几天出现，说明患者已经有脑血管痉挛或大脑供血不足的表现，只是病变程度尚属"微风"，但要引起足够重视，千万不要麻痹大意。发现有这种情况就要注意了，尽早采取措施有防微杜渐的积极治疗效果。对于某些类型的中风病前驱症状就是中风先兆。

　　中风的前驱症状，既是一个好事情，又是一个陷阱。说它是一个好事情，这个时候疾病刚开始形成，疾病如果发展比较慢，对大脑形成的破坏程度有限，没有像秋风扫落叶那样厉害；说它是个陷阱，因为总有一些人怀有侥幸心理，或对中风前驱症状不了解、不重视，坐失救治良机。

　　由于中风病发生脑出血、蛛网梗死、脑血栓引起大脑局部受损，不同部位的脑神经发生病变后，临床表现各不相同，称为局灶症状。有的人患中风，口眼歪斜，舌头伸不出来，或总是向一边歪斜，有的人说话声音嘶哑、说不出话来，或者说话不利索、失语，也有答非所问；也有的人视力有问题，发生偏盲，看东西总有一块看不见，或斜视，眼球转动不灵活，两侧瞳孔散大、缩小或大小不等；更多的是半身瘫痪、疼痛，麻木不适，浑身没劲，局限性癫痫（身体某一部分发生抽搐或出现发作性的感觉异常，如触电或蚁行感）等。在临床上偏盲常常与偏瘫、偏身感觉障碍伴发，合称为"三偏征"，可作为诊断基底节区梗死的重要依据。

> **❖知识链接❖**
> **失语：**当脑部的病变波及语言功能相关区域时，可出现语言功能的损害，表现出听、说、读、写的障碍，医学上称为"失语"。

中风发生以后脑组织会产生一系列的病理变化，如缺血、缺氧、脑水肿、颅内压力增高等，对大脑产生影响引起全脑症状，表现有：剧烈头痛、头晕、喷射样呕吐，视乳头水肿导致看东西模糊不清、眼睛痛甚至失明，手脚抽搐，大小便失禁，呵欠，反应迟钝，烦躁不安，嗜睡，昏迷等。这些症状属全脑症状，可在局灶症状出现后几秒或几分钟，甚至于 1～2 小时出现。

中风时出现内脏综合征，是因为其自主神经中枢——间脑或脑干发生了原发性或继发性的损害。中风引起类似心肌梗死的心电图病理改变，叫脑心综合征，常见于中风一周内，心电图发现 ST 段延长或发生下移，T 波低平或倒置，Q-T 间期延长等心脏缺血性病理改变；同时，还可造成室性期前收缩、窦性心动失常和房室传导阻滞等改变；以上情况可持续 1 个月左右。对于这种情况，众多医家均有不同意见。有的认为，这一情况纯属功能性的，对中风患者危害不是很大；有的主张这一情况属器质性的，应该给予治疗；为保险起见，建议医生最好按器质性给予治疗。胃肠道出血，多在中风后 1 周内出现，可持续 1 个月左右，出现这一症状时，应及时给予止血剂、抑酸药、质子泵药物和输液进行抢救、治疗。此外，还可出现中枢神经呼吸障碍、中枢性肺水肿、呃逆、体温异常，均需要对症治疗。

3. 生命警报——中风先兆

中风是一个性命攸关的大病，我们要是能早知道就好了。中风有许多先兆，掌握这些先兆，对于争取早诊断、早治疗非常重要。所谓中风的先兆就是中风发作之前的一些征兆，它可预报中风。这些先兆症状和中风症状很相似，只是持续时间极短，容易被误解为一些局部病变，而且发作后容易被人忽视。

知识链接

吸烟指数=每天吸烟支数×吸烟年数

神经内科的王医生有位邻居叫小张，最近他从老家回来说他的爸爸患了中风病。前年冬天他曾经就他爸爸的病情咨询过王医生，那是他刚接到母亲的电话，说头天晚上他父亲在邻居家晕倒了。王医生经细问得知，老张喜欢吸烟多年，吸烟指数达 600 ~ 700，老人喜欢到邻居家听戏，可这天晚上听完戏从矮凳子上起身回家时，摔倒在地，意识全失，好一会儿才回过神来。于是王医生建议他带老人到医院查查，并戒烟，服用抗凝药物如肠溶阿司匹林等。小张带老人检查，发现患有高黏滞血症，开了些药回家。过了一年，平安无事，老人认为那是虚惊一场，也不吃药了，这不，也就是过了半年，中风就发作了，住了 1 个月的院，虽说生命已无大碍，但生活不能自理了。

其实，我们在生活中常遇到这样的事情，明明属于高危人群，并且出现发病先兆了，许多人没引起足够的重视最终发病。上面的事例告诉我们，中风有先兆，中风可以预防，并且很有效，如果不重视就会酿成大祸，一旦出现下面这些先兆症状后，需要立即与医生取得联系并诊治。

（1）面部或四肢突然感到麻木。

（2）突然发生嘴歪、流口水。

（3）突然出现说话困难。

（4）突然感到眩晕、短暂的意识不清或嗜睡。

（5）出现剧烈头痛，头痛由间断性变为持续性，或伴有恶心、呕吐。

（6）发病后立即陷入深昏迷，多是脑出血面积较大，或脑大动脉闭塞引起的大面积脑梗死引起，一般死亡率较高，而如果伴有双侧瞳孔大小不同，则提示可能发生脑疝，患者预后极差。

（7）发病后高热，瞳孔缩小呈针尖样，四肢强直，这是脑桥出血的体征，脑桥出血预后也较差。

（8）心跳、呼吸消失，应立即人工呼吸，行心脏起搏。

4. 中风先兆之头痛

头痛是许多疾病的常见症状之一。全身很多疾病都可以引起头痛，而在中风病中头痛更为多见。一些中老年人，特别是伴有高血压和脑动脉硬化的人，如果突然出现头痛，往往提示中风病发生的可能。

脑出血是中风病中最严重的一种，多由高血压引起。而绝大多数高血压患者，都有不同程度的头痛，头痛的程度与血压的高低有关。血压突然上升时，头痛剧烈；血压正常时，头痛自然缓解。因此，头痛可以作为血压高低的"晴雨表"。如果高血压患者头痛的程度突然加剧，而且伴有血压突然升高，常常是脑出血的先兆。据报道，80%～90%的脑出血患者都是以剧烈头痛为首发症状的。其头痛的原因，是由于血液直接刺激脑膜和脑的疼痛结构所引起的；同时，脑出血还往往导致颅内压增高，颅内血管和神经受到压迫和牵拉，也可使头痛加重。

头痛还是蛛网膜下腔出血的突出症状，蛛网膜下腔出血引起的头痛与出血量多少有关，一般较为突然、剧烈，因为颅内动脉和血管畸形突然破裂，使大量血液流入到蛛网膜下腔，直接刺激脑膜而引起剧烈头痛，头痛部位以枕部为主，低头时加重，后可发展为弥漫性全头痛，并常因血液刺激脑膜而引起颈背部疼痛及颈部活动受限，严重时可出现颈项强直。头痛严重时伴有呕吐。头痛减轻，提示症状好转。如果头痛又突然加重，往往是再出血的信号。

脑出血的头痛发生率为26%，一般较为突然和剧烈，并伴有恶心、呕吐和视力模糊。头痛的发生与颅内压增高有关。由于脑出血起病急骤，进展较快，常于几分钟至几小时之内发展至顶峰，所以，患者出现头痛后，常随之出现呕吐、意识障碍和偏瘫。对此要高度重视，并积极进行抢救治疗。

不仅出血性中风病可引起头痛，脑动脉硬化、脑血栓形成、脑栓塞等缺血性中风病也可引起病变局部疼痛，只是比较少见，痛的程度较轻，一般不伴有呕吐。据研究报道，脑梗死头痛的发生率为29%，基底动脉系统梗死较颈内动脉系统梗死多见。

可见，头痛是中风病的常见症状，而高血压、脑动脉硬化的患者，一旦出现剧烈头痛要高度警惕中风病的发生。

❀ 5. 中风先兆之呕吐

呕吐是指胃内容物或一部分小肠内容物，通过食管逆流出口腔的一种反射动作。它由一系列复杂而协调的反射动作所组成。呕吐过程可分为三个阶段：恶心、干呕与呕吐，但有时也可无恶心或干呕的先兆。呕吐时，首先是幽门收缩与关闭，胃逆蠕动，胃底充盈，继而贲门开放，同时腹肌收缩，膈肌下降，腹压增高，迫使胃内容物通过食管、咽部而排出体外。若胃逆蠕动较弱，或贲门不开，胃内容物无从排出，使患者有欲吐的感觉，则为恶心。人的大脑中，有一部位叫呕吐中枢，当人们患有食管、胃、肠、肝、胆、胰等脏器疾病，或者有糖尿病酮症酸中毒、尿毒症、甲状腺危象、中风等全身性疾病，以及恶性刺激、旋转，均可兴奋呕吐中枢，使人产生呕吐。

呕吐也是中风病的较常见先兆症状，无论是缺血性中风病，还是出血性中风均可发生。缺血性中风病常见于椎 – 基底动脉供血不足时，由于脑干前庭神经核结构缺血、缺氧引起。而出血性中风病，如脑出血和蛛网膜下腔出血，也都可引起呕吐，这种呕吐与进食无关，在空腹或安静情况下均可发生，引起呕吐的主要原因是颅内压过高，过高的颅内压波及到下丘脑及脑干，引起自主神经功能障碍所致。这种呕吐常伴有剧烈的头痛，而不伴有恶心，常常在患者毫无准备的情况下，将胃内容物从口中喷出，临床上称为喷射性呕吐。当出现这种呕吐时，一般为中枢性呕吐，多为中风病的发作，进行医学救助刻不容缓。

一般来说，颅内出血严重时，呕吐和头痛均较剧烈。如果患者呕吐出咖啡色样胃内容物，是胃出血的表现，多由于丘脑受刺激而发生应激性溃疡所致，是病情危重的征兆，应积极进行脱水治疗，并给予止血剂。

❦ 6.　中风先兆之眩晕

眩晕是临床常见的症状，是患者对于空间关系的定向感觉障碍或平衡感觉障碍。眩晕也是中风病的常见先兆症状，这种表现是因中风病引起的使机体对空间的感觉障碍和平衡感觉障碍，多为脑缺血影响了小脑与小脑有关的结构所致。据报道，中风病眩晕约占门诊眩晕患者的88%，中老年人占90%，可见突然眩晕对中风病的预报作用极大。

医生在临床上将眩晕分为真性眩晕和假性眩晕两种。凡觉自身或周围环境有旋转感、沉浮感、摇摆感、直线加速感者为真性眩晕；这种患者多伴有耳鸣、恶心、呕吐和恐惧感；为了减轻上述症状，患者往往不敢睁眼；而检查时，除了平衡障碍外，还可有眼球振颤，视物模糊，构音困难等表现。仅有头昏、头晕、头重足轻，没有运动感者，称为假性眩晕，一般多为生理性的，临床检查无明显阳性体征。

眩晕的主要原因是脑缺血，尤其以椎－基底动脉供血不足引起者多见，约占 75%，程度也较重，持续时间也较长。椎－基底动脉供应脑后部 2/5 脑组织的血液，其中包括脑干和小脑等部位。如果发生小的栓塞或痉挛时，就会出现所支配区的血液供应不足，临床上表现为眩晕、平衡障碍、走路蹒跚、口眼歪斜等症状。其次为颈椎病，占 54%，颈椎病变引起的眩晕，常由椎动脉外段血流受影响所致。由于颈椎骨刺及退行性关节炎，使椎动脉受压迫，血流量减少；特别是当颈部转动时，这种受压迫的现象更明显，这样就会产生眩晕症状，要注意区别。比较少见的病因有锁骨下动脉盗血综合征以及脑干、小脑、基底节等部位的出血和梗死。

眩晕的发生，还常与血压的改变有关。当血压增高时，如果超过了神经体液对血管的自动调节机能，就可引起头痛和眩晕发作；相反，有些患者由于血压骤降，造成脑血管机能障碍也会诱发眩晕发作。骤然血压增高和血压降低都会导致眩晕。

总之，中老年人一旦突然出现眩晕，特别是伴有剧烈头痛、呕吐等症状时，应及时请医生诊断，并积极进行治疗，以免发生中风，耽误病情。

7. 中风先兆之昏迷

正常的意识状态依赖于脑组织的正常结构和机能完整，发生意识障碍时人对周围环境及自身状态的识别和觉察能力就会出现问题，可表现为嗜睡、意识模糊，严重的意识障碍为昏迷。意识障碍在中风先兆的表现因病变部位及病变程度而异。一旦出现昏迷则是脑部受到严重而广泛损害的结果，是病情危重的表现。

《知识链接》

昏迷：是由于大脑皮质及皮质下网状结构发生高度抑制而造成的最严重的意识障碍，即意识持续中断或完全丧失，最高级神经活动的高度抑制表现。临床上将昏迷分为浅昏迷和深昏迷两种。

中风患者昏迷一般有一个渐进的过程，在早期，可能表现为意识模糊，昏昏欲睡。昏迷按其程度的深浅，通常分为浅昏迷和深昏迷两种。

（1）浅昏迷：在行为上无反应，只有在较强的刺激下才能被唤醒，停止刺激，患者又回到无反应状态，呼之能应，但瞳孔无变化，各种反射均存在，生命体征稳定。

（2）深昏迷：为病理性无意识状态，对外界任何刺激均无反应，各种反射，如瞳孔反射、角膜反射都消失了，四肢肌肉松弛，呼吸不规则，血压下降，大小便失禁，仅有呼吸和心跳。出现这种情况，常常危及生命，医生和家属应全力抢救。

《知识链接》

嗜睡：意识清晰度水平轻微降低，以各种心理过程的反应迟钝为特征，尚能做一些简单动作，亦能被唤醒，吞咽、瞳孔、角膜等反射均存在。

昏迷患者的严重程度和预后主要取决于以下几个因素：

（1）取决于疾病的性质。一般而言，脑梗死引起的昏迷时间多较短暂，而脑出血引起的昏迷持续时间较长，常危及生命。

（2）取决于出血的多少、速度和部位。若出血量大而快，血液流入侧脑室、中脑、桥脑，则昏迷重、预后差；反之，若出血量少而慢，位于大脑半球的白质，则昏迷较轻，预后良好。

（3）取决于患者的年龄和体质情况。患有相同的疾病，用同样的治疗方法，年龄较小者清醒较快；年老体弱者恢复较慢。因此，对后者更应积极治疗。

中风病引起昏迷者，常见于脑出血和大面积脑梗死，多由于严重的脑水肿、颅内压增高、大脑皮质和脑干网状结构受到压迫和损害而引起。

8. 中风先兆之肢体麻木

在临床上常遇到有些中老年人，偶尔或持续出现肢体麻木，有时还伴有口唇发麻、舌麻、面麻等感觉异常，也未介意，自以为上了年岁，这点"小毛病"算不了什么，不及时就诊，直到麻木加重，甚至出现该侧肢体无力或瘫痪时，才到医院检查治疗，往往诊断为脑中风。

作为中风先兆的肢体发麻症状，是指在无刺激情况下，主观感觉肢体麻木的感觉异常表现。因为人的大脑不仅有支配人体运动功能的运动中枢，也有主管人体感觉功能的感觉中枢，而且左侧大脑半球的感觉中枢主管人体右侧的感觉功能；右侧大脑半球的感觉中枢主管人体左侧的感觉功能。当患高血压、脑动脉硬化时，发展到一定程度，产生脑血液循环障碍，或脑供血不足。如病变程度轻，形成刺激性病灶，影响了大脑皮质的感觉中枢，便产生对侧肢体感觉异常性阵阵发麻，或有蚁走感、烧灼感等;随着高血压、脑动脉硬化病变的继续发展，脑血液循环障碍更加严重，或造成脑出血，脑组织缺血、缺氧等破坏性病灶时，便会严重影响感觉中枢，发生对侧肢体、面部等感觉减退，甚至按之不知，搔之不觉。从肢体发麻到肢体感觉功能减退，反映了高血压、脑动脉硬化病理改变由轻到重的发展过程。因此，高血压、脑动脉硬化患者，一旦出现肢体发麻，或同时出现面部麻木、舌麻、口唇发麻等感觉异常，则预示着高血压、脑动脉硬化的存在和已发展到一定的严重程度，成为中风的先兆。而据有关资料报道，在众多的中风先兆中，肢体麻木等感觉异常占第二位，仅次于头晕。所以，若感到肢体阵阵发麻时，要当心中风。

肢体发麻症状，还与血管收缩、精神紧张等因素有关，也与某些其他疾病如颈椎病等有关。所以，当发生肢体麻木感时，既不要紧张不安，也不要掉以轻心，应及时请医生进行全面检查，如经颅多普勒、脑 CT 等，根据病情及时治疗，改善脑血液供应，以避免脑组织病变的进一步恶化。

❖ 9.　中风前奏——小中风

小中风又叫短暂性脑缺血发作，是大脑一时性缺血引起的一种局部脑微小血管的栓塞，或脑血管发生痉挛，或因阵发性心律失常，排血量的一时性降低，从而使已狭窄的脑动脉发生短暂的一过性脑缺血，一般发病从几秒、几分钟或几小时，最多不超过 24 小时就可完全恢复，是中风的先兆。

小中风的临床表现：

（1）近期出现原因不明的手脚麻木或软弱无力，手中拿的物品有时忽然落地。

（2）突然出现短暂的双目失明或复视或视物模糊。

（3）突然失语或吐字不清或说话困难，但"心里明白"（意识清楚），而且很快恢复正常，不留任何痕迹。

（4）时常头痛，有时甚至突然晕倒，但迅速清醒。

（5）近期内出现记忆障碍，尤其是近期记忆障碍。

（6）原因不明的智力减退，注意力不集中，工作效率下降，常无缘无故地"出差错"。

上述表现都是在无任何诱因的情况下，不知不觉发生的，而且历时短暂，仅几秒甚至几分钟，但已表明中风病变已非常严重。并且，即使这些症状存在的时间短，症状轻微，有时对人也会产生致命的伤害，经常有报道飞行和汽车运行途中出现失控事故。在此建议，怀疑有此先兆的朋友，在险情没有排除前，要避免这种危险的发生。

临床上小中风患者也比较容易发生心肌梗死和糖尿病，许多学者认为中风、冠心病和糖尿病是姊妹病。

因此，对于小中风应特别重视。

10. 蛛丝马迹莫大意

不光对百姓来讲，中风先兆有意义，对于医学工作者，特别是基层医务工作者也有重要意义，尤其是社区全科医生的工作有很大帮助，医学专家也在不断发现总结中风的先兆症状，服务于大众。下面列举的几个症状，大家一定要熟悉，这些不经意的表现往往是先兆。

（1）有一过性黑朦现象： 被视为中风病的最早报警信号，指正常人突然出现眼前发黑，看不见物体，数秒或数分钟即恢复常态，此时既没有恶心、头晕，也无任何意识障碍，出现黑朦，意味着视网膜有短暂性缺血，可能是由于颅内血流动力学改变或微小血栓通过视网膜动脉所引起。

（2）出现有短暂性视力障碍： 较早的中风预报信号，是指视物模糊，或视野缺损，不是指眼前发黑，视力多在 1 小时内自行恢复。

（3）常常哈欠连绵、口吃、流涎： 是中风迹象，可能会突然发病。脑缺氧，特别是呼吸中枢缺氧时，会引起哈欠反射，提示脑动脉硬化逐渐加重，管腔愈来愈狭窄，脑缺血缺氧加重。据观察，频频打哈欠5 ~ 10 天后，缺血性中风发作者达80％左右，千万不要忽略了这一重要的报警信号。

（4）"TIA" 即短暂性脑缺血发作： 进展性中风和完全性卒中的先兆。指出现一过性偏瘫或单瘫，只是持续时间短暂，多在24 小时内甚至十几分钟完全恢复。据观察，发生 TIA 后3 ~ 5 年，约有半数以上的人会发生缺血性中风。

（5）刮脸制胡须征象： 是指自己持刀刮脸时，头转向一侧时，突然感觉手臂无力，剃刀落地，或同时伴说话不清，一至两分钟后完全恢复常态，这是由于已经硬化的颈动脉扭曲后，加重了狭窄，导致颅脑供血不足诱发一过性脑缺血的症状，预示缺血性中风随时发生。

（6）其他征象： 突然发生的眩晕，与平日头痛不同的是头痛突然加重或由间断性头痛变为持续性剧烈头痛，突然感到一侧脸部或手脚麻木，有的为舌麻、唇麻、一侧上下肢发麻或某一肢体不由自主地抽动，突然出现原因不明的跌跤或晕倒，精神改变，短暂的意识丧失或昏昏欲睡，恶心、呕吐或呃逆，甚至频繁性鼻出血。

需要说明的是，这些预兆并无特异性，有这种情况并不一定是这个病，因此出现这些症状时，要及时去医院请医生给予正确的诊断和治疗，千万不能大意。

❀ 11. 脑出血部位巧辨识

脑出血的具体部位不同会表现出不同的局灶症状，根据这些局灶症状可以确诊出血部位，对于准确把握病情，针对性施治，以及掌握疾病转归具有重要意义。

（1）桥脑出血预后很差，多数患者在发病后 24 小时或 12 小时内死亡，少数患者可存活数天。原发性桥脑出血，在脑出血中占 2% ~ 10%。

桥脑出血的诊断常较困难，但若出现典型的瞳孔缩小、交叉性瘫痪或四肢瘫痪等桥脑定位特征时，较易诊断。

大部分起病突然，深昏迷，很快死亡，部分患者开始表现突然头痛（以枕部明显），头晕，呕吐，眼花，复视，构音障碍，吞咽困难，一侧面部麻木和对侧肢体瘫痪等症状，两眼球向肢体瘫痪侧凝视，或自发性垂直性眼球浮动，眼球向两侧运动不能。当出血波及两侧时，出现两侧面瘫和四肢弛缓性瘫痪。少数为痉挛性瘫痪或呈去大脑强直状态，双侧锥体束征阳性。约有 1/3 的患者，由于脑内交感神经受累，出现双侧瞳孔缩小，呈针尖样瞳孔，此为桥脑出血的特有症状。因伤及生命中枢，可见中枢性高温、中枢性呼吸障碍、心律失常等。若体温突然下降，瞳孔散大，则提示生命垂危。当病变位于腹侧且广泛时，患者可出现四肢瘫痪，意识清楚，面无表情，默不作声，以眼球随意上下动作和眼睑睁闭来传递意思等闭锁综合征的表现。

◈知识链接◈

弛缓性瘫痪： 又叫下运动神经元瘫痪，临床特点为肌张力减低，腱反射减弱或消失，肌肉萎缩及电测验有变性反应。

（2）丘脑出血主要因脑膝状体动脉或穿通支破裂引起。若出血量少，患者常常神志清楚或仅有轻度意识障碍。病灶对侧感觉异常，疼痛或感觉丧失，但没有偏瘫。如果出血直接侵及内囊，往往出现偏瘫。大量丘脑出血，则颅内压升高，患者常有头痛、呕吐及昏迷等症状。丘脑出血的眼球运动障碍具有以下特征：主要为上视障碍，患者双侧眼球向内下方凝视，似乎老看着自己的鼻尖，犹如"落日状"；瞳孔常常缩小，对光反射减弱或消失；血液破入第三脑室后，患者双眼则向偏瘫一侧凝视，这是诊断丘脑出血的可靠依据。少数患者因锥体系受影响，可有病灶对侧不能随意运动。

◈知识链接◈

痉挛性瘫痪： 又称为上运动神经元瘫、中枢性瘫痪。患肢肌张力增高，腱反射亢进，浅反射减弱或消失，出现病理反射，无肌萎缩和肌束震颤，但长期瘫痪后可见废用性肌萎缩。

丘脑出血单纯依靠临床表现诊断困难，经 CT 扫描，诊断准确率较高。

（3）脑叶出血后，主要表现为头痛、呕吐、抽搐、失语、视野缺失、偏身感觉及运动障碍等。临床表现及其程度，主要取决于出血的部位。

额叶出血以精神障碍为主，并常伴有轻微锥体束损害的症状和体征；主侧半球受损可有运动性失语；颞叶出血起病时，主要表现病灶侧剧烈头痛、恶心、呕吐，出血破入蛛网膜下腔后，可出现全头痛，颈项强直，克尼格征阳性，临床上很像蛛网膜下腔出血；顶叶出血主要表现为不均等偏瘫，多为下肢重于上肢及面部，或上下肢瘫重于面部，半身感觉障碍以及体像障碍、失用症等；枕叶出血以视野改变为主，主要为同向偏盲，血肿大时，可出现海马回疝，表现为意识障碍，去大脑强直，双眼下视，瞳孔散大，对光反射消失等脑干受损的症状和体征。

◆知识链接◆

闭锁综合征：是指患者虽然意识清楚，但不能讲话、四肢瘫痪、只能用眼球的某些活动来示意，好象被"锁住"一样，是基底动脉血栓形成造成桥脑基底部梗死或桥脑出血等，病损部位主要是桥脑基底部，故又称桥脑综合征。

相比起来，由于脑叶出血偏瘫发生率低，昏迷发生率低，容易早期破入蛛网膜下腔，脑膜刺激征多。脑叶出血经过及时治疗，预后较好。

12. "出血""梗死"须辨别

脑出血和脑梗死性质不同，治疗方法也不同，因此，需及早明确诊断。在没有条件进行 CT 或核磁共振检查的情况下，可按以下几条鉴别：

（1）脑出血患者多有高血压和脑动脉硬化病史，而脑梗死患者多有短暂性脑缺血发作或其他先兆症状病史。

（2）脑出血多在情绪激动或用力的情况下发病，发病急、进展快，常在数小时内达高峰，发病前多无先兆。脑梗死多在安静休息时发病，进展缓慢，常在 1 ~ 2 天后逐渐加重，发病前常有短暂性脑缺血发作病史。

（3）脑出血患者发病后常有头痛、呕吐、颈项强直等颅内压增高的症状，血压越高，意识障碍越重。脑梗死发病时血压多较正常，无头痛、呕吐等症状。

（4）脑出血患者腰穿脑脊液压力高，多为血性，而脑梗死患者脑脊液压力不高，清晰无血。

（5）脑出血患者中枢性呼吸障碍多见，瞳孔常不对称，或双侧瞳孔缩小，眼球同向偏视、浮动。脑梗死患者中枢性呼吸障碍少见，瞳孔两侧对称，眼球少见偏视、浮动。

当然，个别轻度脑出血患者临床症状轻，与脑梗死相似，两者难以鉴别。大面积脑梗死患者，出现颅内压增高、意识障碍时，也酷似脑出血，临床上不好区分。要力争尽早做 CT 扫描检查，但若无条件作 CT 时，以下几点可作为鉴别诊断的依据：①大面积脑梗死常有脑血栓病史，有前驱症状，渐进性发展过程。②起病于劳动、排便、饮酒、激动时，脑出血可能性大，传统观念认为脑梗死常于安静状态下发病。③脑出血患者70%以上有高血压病史，且绝大多数在病初即有血压明显升高。④脑出血患者起病时，就有头痛、呕吐等颅内压增高的症状；大面积脑梗死颅内压增高出现相对较晚，多呈进行性加重。⑤脑膜刺激征，脑出血多见，而且出现得较早；大面积脑梗死一般不易查出，或出现较晚。

13. "火眼金睛"识中风

除了各种临床表现，现代医学理化检查结果已成为中风病诊断不可或缺的重要依据。这些检查措施就像是为医务工作者安上了一双双"火眼金睛"，能够观察到肉眼难以看到的疾病现象，收集到单纯依靠人力难以获得的大量真实准确的疾病信息，大大提高了中风病的诊断水平。

中风病的常规检查项目包括脑脊液检查、头颅CT检查、头颅核磁共振检查、脑血管造影、脑部B超检查、眼底检查以及脑电图等。

知识链接

脑脊液： 脑脊液是细胞外液的一种，由各脑室脉络丛产生。脑脊液在中枢神经系统内起着"淋巴"的作用，它参与脑组织代谢，通过血管周围间隙运送营养物质至脑细胞，并带走其代谢产物，为中枢神经系统提供了必要的、相对稳定的物理和化学的微环境。

（1）**脑脊液检查：** 脑脊液是通过脑室中的脉络膜分泌而生成的，再通过脑室孔，由脑室进入到椎管蛛网膜下腔，因此脑脊液可以通过腰穿的方法收集到。如果收集到的脑脊液呈血性，则证明脑内或颅内有出血，使血液破入或渗入了脑脊液中；如果脑脊液在检查时发现有大量红细胞，则证明血管的破裂直接发生在蛛网膜下腔，如先天性动脉瘤破裂就属于这一情况。因此，腰穿的第一个目的就是为了了解是否有出血及出血量的多少。当血肿、梗死或水肿压迫了脑脊液的通路，或出血阻塞了其通路时，阻塞部位以上的压力会升高，而阻塞部位以下的压力不高，因此，腰穿的第二个目的是为了了解颅内压力的高低。此外，腰穿也可用来检查有无颅内感染、肿瘤等。对蛛网膜下腔出血患者，且出血量多，同时患者表现烦躁不安，医师也可放出血性脑脊液以缓解症状。当前，CT 等先进检查手段，对脑出血和梗死的诊断是没有争议的，但对蛛网膜下腔出血，特别是小量出血症状轻者，腰穿检查脑脊液还是必不可少的，因为轻微的蛛网膜下腔出血往往易被误诊为感冒、扭伤、落枕而不被引起重视，等到病情加重，往往为时已晚。腰穿检查脑脊液对中风的诊断是有很大帮助的，但在诊断已明确（如 CT 检查）者则不必再作，因为在操作过程中，特别是对意识不清的患者，由于不能很好地配合，易导致检查的偏差。同时，如果患者有颅内高压，则腰穿有引发脑疝的危险，特别是怀疑有小脑出血或血肿者更应注意，最好不要作腰穿。另外，如果患者有血小板减少性紫癜及其他血液系统疾病者，应事先告诉医生以便正确处理。

（2）头颅 CT 和核磁共振：目前 CT 和核磁共振检查已广泛应用于颅脑病变的定性和定量诊断，对中风病的诊断和鉴别诊断价值也很大。几乎所有脑中风患者均应经 CT 或核磁共振检查。

　　CT 的工作程序是这样的：它根据人体不同组织对 X 线的吸收与透过率的不同，应用灵敏度极高的仪器对人体进行测量，然后将测量所获取的数据输入电子计算机，电子计算机对数据进行处理后，就可摄下人体被检查部位的断面或立体的图像，发现体内任何部位的细小病变。由于脑实质对 X 线有一定的吸收值，高于脑组织吸收值时，CT 显示高密度阴影，低于脑组织吸收值时，CT 显示低密度阴影。所以，脑出血做 CT 检查时，可见到出血区密度增高的阴影，并可确定病变的部位和范围。而脑梗死与脑出血截然不同，其特征是梗死的血管供应区，出现低密度阴影，依此两者可以进行鉴别。CT 对中风病的诊断准确率高达95% 以上，是中风患者首选的辅助检查方法。

　　核磁共振（MRI）又叫核磁共振成像技术。自 20 世纪 80 年代应用以来，它以极快的速度得到发展。其基本原理：是将人体置于特殊的磁场中，用无线电射频脉冲激发人体内氢原子核，引起氢原子核共振，并吸收能量。在停止射频脉冲后，氢原子核按特定频率发出射电信号，并将吸收的能量释放出来，被体外的接受器收录，经电子计算机处理获得图像，这就叫做核磁共振成像。它与 CT 相比有几点不同：①核磁共振主要靠氢原子核成像，对梗死区水肿的改变较敏感，故可较早地显示梗死灶，一般在发病后 1 ~ 2 小时做核磁共振检查，就可显示信号较强的病变特征；而 CT 却往往需等 24 小时才能显影，过早检查常为阴性。②核磁共振对腔隙性脑梗死的显示优于 CT。CT 只能进行横断面扫描，核磁共振不但能从横断面上，还能从矢状面、冠状面上显示病变，所以，对于在 10 毫米以下的腔隙性脑梗死 CT 往往无能为力，而核磁共振对直径 2 毫米以下的病灶即可显示。③核磁共振对检查后颅窝的脑梗死具有重要意义，因 CT 难以显示后颅窝，尤其是脑干病变。④对脑出血伴梗死的病灶，核磁共振比 CT 灵敏度高。⑤在脑出血的亚急性期，CT 呈现等密度或低密度影，诊断困难；而核磁共振可显示血肿特征性形态。⑥对于脑动脉瘤和血管畸形，核磁共振的诊断高于 CT。CT 需要靠注射碘剂方能显示，而核磁共振不仅能清楚地显示病变的部位和范围，而且不需要注射药物显示，这给显影剂过敏者带来了极大的方便。

可以这样认为，核磁共振对诊断缺血性中风病较敏感，不仅发现病灶早，而且对小梗死灶，尤其对脑干和小脑梗死灶的诊断，是 CT 不能替代的。但 CT 对出血性中风病诊断较敏感，而且较省时省钱，尤其是对意识障碍者更为适用。

（3）脑血管造影：脑血管造影是将显影剂注入血管内，经过放射线拍片以显示脑动脉、脑静脉、静脉窦及毛细血管影像。作为检查的一种方法，中风作脑血管造影的目的：确定血管狭窄的部分及程度；确定血管破裂的部分及是否有动脉瘤、血管畸形；确定血管是否有痉挛或哪条血管哪一节段痉挛；确定血管是否有迁曲、扭结、移位；了解其他情况，如动脉硬化、侧肢循环等。中风作脑血管造影的具体方法有：①单动脉造影，即颈动脉或脊椎动脉造影，用直接穿刺法，左右分开，为此有必要先了解病变在左侧还是右侧。由于是直接穿刺动脉，对操作者的技巧有一定要求，且造成创伤较大，而动脉穿刺又是盲目的，加上左右两椎动脉在发育上可能不对称，一侧可能无功能，如穿刺有功能一侧，并注射造影剂时，会导致缺血，甚至患者会出现意识障碍或呼吸中止，故有一定的危险性。②导管法，即经肱动脉或股动脉插入一导管，在 X 线下将导管送到颅内动脉处，然后注入造影剂造影。此方法也会给患者带来一定的创伤。③计数静脉的动脉造影或静脉内减数动脉造影（IV-DSA）：此方法对检查患者颅外和颅内血管是一个比较安全准确的方法。由于静脉注射所用造影剂要求多一些，但是可以显示入颅的四根动脉及其分支，一般不会造成创伤。

（4）**眼底检查**：视神经在组织结构上与人脑相连。特别是在视神经外面包裹着一层蛛网膜，与脑内的蛛网膜下腔相通，因此，一旦颅内压力增高，视神经就会有所反应，这一特性，对于颅内病变的观察和诊断有重要的作用。某些患者比较清楚，高血压可以导致青光眼，正是由于组织结构的缘故。另外，通过眼底观察还可以观察到人体小的动脉有没有变化，以了解脑动脉硬化的程度。正常情况下，成年人眼底视乳头像个圆形或长圆形的玻璃盘子，颜色多为橘红或橘黄色，上面有几条小的动脉和静脉，一旦发生中风，视乳头就会出现水肿，上面小的动脉和静脉明显发生弯曲，严重时动脉和静脉还会发生破裂和出血。

◆知识链接◆

非酮症高渗性昏迷：这一综合征的特征是高血糖，严重脱水，血液高渗引起意识障碍，有时伴有癫痫。

（5）**为了发现可以治疗的病因，中风后还需做下列检查：**

①血常规：可以发现导致中风的一些疾病，如血小板增多症、血小板减少症、红细胞增多症、贫血（包括镰状细胞贫血）和白血病。

②红细胞沉降率：可以发现巨细胞动脉炎及其他血管炎。

③梅毒血清学检测：密螺旋体的血清学检测，如荧光密螺旋体抗体－吸收（FTA－ABS）、脑脊液性病关联（VDRT）试验。

④血糖：可以鉴别低血糖昏迷或非酮症高渗性昏迷，此两种症状也可以产生局灶性神经功能缺失，易被误诊为中风。

⑤血脂：可发现中风的危险因素。

⑥血小板聚集度：对治疗有一定的指导意义。

⑦血黏度：也是治疗的重要依据。

◈知◈识◈链◈接◈

低血糖昏迷： 凡是因某种原因使血糖下降至正常值以下，引起了以交感神经兴奋和中枢神经系统功能障碍为突出表现的一组临床表现，称为低血糖症，严重时可导致昏迷。

（6）有时根据病情和条件还可作其他检查：

①心电图检查：心电图应作为常规检查，除未被发现的心肌梗死（是脑梗死常见并发症）或心律失常外，以便及时处理；也可发现作为中风易患因素的房颤。

②血管超声检查：多普勒超声检查可发现颈内动脉狭窄和闭塞，但灵敏度低于血管造影，当没有血管造影设备或因伴发其他疾病而无法进行血管造影时，才用超声检查。经颅多普勒超声检查，有时用来评估可能或可疑的颈内动脉、大脑中动脉或基底动脉狭窄，或检查动脉瘤性珠网膜下腔出血后脑血管痉挛。

③腰椎穿刺检查：腰椎穿刺检查脑脊液是用来进行蛛网膜下腔出血的诊断和治疗的。

④放射性核素检查：单光子发射计算机体层摄影（SPECT）：对研究大脑的灌注、缺血灶的分布有重要作用。

⑤近年来，正电子发射体层摄影（PET）的出现，更加强了中风后大脑代谢的研究，但是由于价钱昂贵等特点，目前难于进一步普及。

第二章

知病篇

1. 人之百病，莫大于中风

中医素有"人之百病，莫大于中风"之说，中风是一种严重损害人类健康的常见病、多发病，死亡率约占所有疾病的10%，是目前人类疾病三大死亡原因之一，据世界卫生组织对57个国家的统计，有40个国家中风病列为前三位死亡原因。我国中风病死亡率为116/10万，占全部死因的第二位。据推算，我国每年死于中风病者约有100万以上，中风病病死率约为45%。大量资料表明，中风病经抢救存活者中，50%～80%留下不同程度的致残性后遗症，如半身不遂、讲话不清、智力减退、关节僵硬、挛缩等，甚至出现痴呆。其中有3/4患者丧失劳动能力，有16%长期卧床或住院，2/3的患者需人帮助料理生活，只有10%～20%的患者可达到基本痊愈。中风病后遗症不仅给患者本人带来痛苦，对家庭、社会也带来压力和负担。我国1986～1990年大规模人群调查显示，中风发病率为109.7～217/10万，患病率为719～745.6/10万，死亡率为116～141.8/10万。中风发病率男：女为（1.3～1.7）：1。发病率、患病率和死亡率均随年龄增长，45岁后增长明显，65岁以上人群增长更显著，75岁以上发病率是45～54岁组的

5 ~ 8 倍，年龄每增加 5 岁，中风病死亡率约增加 1 倍。另外，中风病存活者中几乎有一半的患者在 3 ~ 10 年死亡。

中风发病率与环境、饮食习惯和气候（纬度）等因素有关，我国中风病总体分布呈北高南低、西高东低的特征，纬度每增高 5 度，中风发病率增加 64.0/10 万，死亡率增加 6.6/10 万。

有关数据统计，目前全国共有 515 万 ~ 745 万人患中风。近日，中国协和医科大学绘制完成的中国人群死亡规律图也显示，脑中风正在成为城市居民的健康杀手，尤为严重的是每年以 5% 的幅度上升，而且有中风病史的患者，25% ~ 80% 可能在 2 ~ 5 年中风复发。如果第 2 次复发，其死亡率要比第 1 次更高。

概括地讲，中风病对人类的危害特征可总结为"四高一多"，也就是发病率高，死亡率高，复发率高，致残率高，所谓一多，就是并发症多，严重危害人们的生命健康。

2. 中风是如何发生的

如果我们知道了中风病属于脑血管病，就很容易理解它为什么这么厉害了。因为大脑是人的高级神经中枢，也就是最高级司令部，人的一切活动都与大脑有关，如感觉、运动、思维、情绪等都必须受大脑控制。

所有的事情都由大脑来掌管，大脑能够兢兢业业的工作，需要大量的能量供应。正常成人脑重约 1500 克，只占体重的 2% ~ 3%，但是流经脑组织的血液却占心脏射出血液的 20%，耗氧量占全身耗氧量的 20% ~ 30%。脑组织对缺血、缺氧非常敏感，阻断血流 30 秒脑的代谢就会发生改变，1分钟后神经元功能活动停止，脑动脉闭塞导致缺血超过5分钟可发生脑梗死。

《知识链接》

椎—基底动脉系统：包括椎动脉（在第2颈椎水平上下发出脑膜前、后动脉，通过椎间孔进入椎管）和基底动脉（由双侧椎动脉在桥脑下缘汇合而成）。

这些能量均由血液供应，而负责运送能量的就是大脑的血管系统，又叫脑循环系统。

脑循环系统包括：脑动脉，由颈内动脉系统和椎－基底动脉系统组成；脑静脉系统，由脑静脉和静脉窦组成。脑动脉和脑静脉在大脑中组成错综复杂的血管系统，供应大脑的正常功能代谢所需。大脑所需能量主要来源于糖的有氧代谢，几乎无储备，可谓轻装上阵。大脑进行生理活动所需的葡萄糖、氧及运送代谢所产生的废物都经过脑循环来完成，脑组织活动非常高效、复杂，这也注定了脑组织对缺血、缺氧非常敏感，任何原因引起的不同程度的脑循环障碍均会导致脑中风不同程度的发作，如脑血管硬化、血管内压升高损伤血管、脑动脉血管内有栓子或血管内血栓形成等。负责营养那块脑组织的血管发生问题，那块脑组织的神经功能就出现问题，就表现为具体形式的中风症状。

《知识链接》

神经元：就是神经细胞，是高等动物神经系统的结构单位和功能单位。

脑循环系统就好比一座大水库一样，水位高了容易引起决堤，大堤破烂不堪也会导致溃坝，最轻的也会发生渗水事件。更多的时候是河道拥塞不堪，水流自然不畅，有的地方就缺水，有的地方也会决口。这样一来中风就发生了。

3. 中风是"老年病"吗

在很多人的印象中，中风是一种典型的老年病，似乎只有上了岁数的人才跟这种病有关系，那么，中风到底是不是老年病呢？是不是只有老年人才会得中风？现在我们就来谈一谈年龄和中风病之间的关系。

中风病主要见于中老年人，在我国中风患者要比冠心病多，占中老年人死亡原因的第二位，在欧美发达国家中，中风病已经成为第三位最常见的死亡原因，仅次于心肌梗死和癌症，中风病在日本占总死因的首位。中风病的年龄特征很突出，随着年龄的增长，发病率和死亡率均有明显增加。中风病可累及各种年龄，但以 50 ~ 79 岁的人中最常见。据我国的资料表明：75 岁以上年龄组的发病率，为 65 ~ 74 岁组的 1.4 ~ 1.6 倍，为 55 ~ 64 岁组的 3 ~ 4 倍，为 45 ~ 54 岁组的 5 ~ 8 倍，为 35 ~ 44 岁组的 30 倍，死亡率 50 岁以上占中风病死亡总数的 93.64%，而年龄每增加 5 岁，死亡率增加 1 倍。由此可以看出，年龄与中风病关系十分密切。

从流行病学调查情况看，脑出血多见于 60 岁左右的人，脑梗死的发病年龄较脑出血晚一些，而蛛网膜下腔出血的患者，多见于青壮年。

年龄的增长引起中风病的发病率增高，主要与人的逐渐衰老有关。众所周知，人随着年龄的增长，会渐渐的衰老，各组织器官的功能逐渐减退。而对于中风病的发生，起重要影响的是血管的衰老。随着成年人年龄的增长，动脉壁厚度增加，弹性降低，血管内膜增厚，弹性蛋白断裂、钙化和胶原增加等。同时，动脉平滑肌细胞的衰老性改变，包括平均寿命期缩短，细胞数量成倍减少，使动脉弹性降低，脆性增加，脑血流量因而减少，速度减慢，也是引起中风病的另一个重要因素。因此，适当调整饮食，合理使用大脑，预防和治疗脑动脉硬化，防止或减慢衰老，就可能有效地预防中风病的发生。

随着年龄的增长，成年以后血管（主要是动脉）的结构和功能也逐渐发生了变化，形成动脉粥样硬化，也就是在动脉壁上产生了多个由于脂质沉积和坏死所形成的灰黄色斑块，同时伴有纤维增生，从而导致动脉壁增厚、变硬失去弹性。在一些较小的动脉，就会引起动脉管腔狭窄甚至闭塞，发生血液循环障碍，引起组织器官缺血、缺氧。在严重的动脉硬化病变部位，动脉的管壁变薄，向外膨出而形成动脉瘤。如果患者的血压突然升高，就会导致动脉瘤的破裂，从而引起出血。

脑动脉粥样硬化引起脑动脉管腔狭窄，脑组织供血不足引起眩晕、头痛和晕厥等先兆症状；如果脑动脉管腔内发生血栓形成，就引起患者偏瘫、失语；如果粥样硬化病变所形成的小动脉瘤破裂，就会引起脑出血。

4. 性别、遗传与中风

中风病的发病性别略有差异，发病率男性高于女性。美国对45～54岁，55～64岁，65～74岁三个年龄组的患者进行18年的随访观察，发现男女之间脑梗死的发病率无差异，出血性中风病的发病率，男性略高于女性。而我国有关资料表明，脑出血的发病率男性为57%，女性为43%，蛛网膜下腔出血的发病率男性为55.21%，女性为44.79%，这些数据显示在出血性中风病中，男性比女性好发。

男性中风病的发病率较高的原因，可能与下列因素有关。

（1）男性高血压多于女性高血压。

（2）男性吸烟与饮酒者比女性多。在中风病的诸多危险因素中，吸烟和饮酒是很重要的。由于历史和社会的原因，男性吸烟和饮酒的人数远远超过女性，所以，男性较女性有着较高的危险因素，影响其发病率。

（3）男性从事重体力劳动较多，突然用力可能诱发中风病。

（4）个别男性脾气暴躁或过于抑郁，情绪的变化可以导致血压的波动，也可以引起血管的挛缩，这些都是中风病的诱发因素。

中风病还有明显的遗传倾向。有专家对491例中风病进行配对研究，发现患者观察组有家族史者为113例，对照组54例，两组有明显的差别。同时，还发现其近亲的兄弟、姐妹中中风病的发病率，患者组也较正常人有增高的趋势。另有资料显示，父母、兄弟、姐妹、祖父母、外祖父母有中风病的人，中风病的发病率要比一般人高4倍。这些都充分说明，中风病与遗传因素有关。专家进行的调查研究发现，中风患者家属动脉硬化的发生率较高，血管弹性不稳定，脂肪、蛋白质及凝血机制代谢障碍，自主神经中枢调节功能差。

研究证明，中风病与遗传因素有关，但并不是说，直系亲属患有中风病，亲属就一定会发病，但若具备多项危险因素者需特别当心。

5. 孕妇也会发作中风

小王的妻子怀孕 9 个月了，正心里喜滋滋的盼着当妈妈。她近来虽然有些头痛，头晕，两下肢水肿，但却并未在意，有一天突然仆倒，不省人事。小王赶快把她送往医院，医生检查确诊为脑出血。经全力抢救，母婴虽保住了生命，但母亲却留下了偏瘫和失语等后遗症状。

◆知识链接◆

妊娠期：亦称怀孕期。从妇女受精后至胎儿娩出之间的一段时间。足月妊娠约为280天（40周）。

很少会有人想到怀孕的妇女也会发生中风病，有人统计了 461 340 例产妇，在分娩中发生出血性中风病 100 例，发生缺血性中风病 50 例。还有人报道 2626 例中风患者中，在妊娠期及产褥期发生中风病者约占 1%，因此，孕产妇也是中风病的危险人群。

◆知识链接◆

产褥期：是指产妇分娩后到产妇机体和生殖器基本复原的一段时期，一般需要6~8周。民间俗称坐月子。

孕产妇发生出血性中风病的原理还不十分清楚。有人认为可能与血容量增加有关。在妊娠晚期，机体血容量可增加45%，心脏排出量增加15%，血液在血管内的流动规律发生了变化，这种血流动力学的改变，使动脉压增加，脑血管壁要承受高血容量的冲击，进而导致原已存在的动脉瘤或畸形血管破裂出血；还有人认为，可能与妊娠高血压有关，在妊娠后期，有些妇女由于血管调节系统失常，全身小动脉持续性痉挛收缩，肾脏血流量减少，肾功能减退而发生高血压、水肿和蛋白尿，如果未能及时治疗，进而可引起脑组织缺氧、水肿、颅内压升高，并可导致血管破裂出血；还有些产妇虽然血压不高，但由于在分娩时子宫收缩乏力，应用催产素、麦角新碱等药物使血压升高，也会导致颅内血管破裂出血。

孕产妇发生缺血性中风病者，多见于妊娠晚期、分娩期和产后两周内。其发病原因：由于此期纤维蛋白原增高，而纤维蛋白溶解酶活性下降，凝血因子、血小板数目增多，黏附性增加，导致血栓危险因素增加；孕产期雌激素分泌增多，可导致凝血机制增强；既往口服避孕药，使血液黏稠度增加；妊娠前已有动脉粥样硬化；心源性低血压、失血性或妊娠期进行性贫血等，均易引起缺血性中风病。

因此，在妊娠期和产褥期要做好卫生保健，定期检查，发生异常，积极治疗。

❋ 6. 癌症也可诱发中风

癌症可诱发中风病，这在临床比较常见，专家曾研究了3426例癌症尸检报告研究，发现500例中风病，占14%，其中255例有临床症状，占总尸检例数的7.4%，从而证明癌症也是中风病的常见病因之一。并且发现癌症所致的中风病以脑梗死居多，占54.1%，脑出血次之，占45.8%。癌症引起的缺血性中风病，主要是脑栓塞和脑血栓形成两种。

癌症所引起的脑栓塞多由非细菌性血栓性心内膜炎引起。肺及胃肠道的腺癌易合并心内膜炎，使心脏形成血栓性赘生物，脱落后如阻塞了脑血管就形成脑栓塞，称为癌性脑栓塞。临床上较小的瘤栓子所致的脑栓塞，主要表现为癫痫及可逆性脑缺血性发作，而较大的肿瘤碎片直接进入脑动脉者比较少见。癌症也可以导致脑血栓，引起脑血栓的形成主要有三个原因：①癌肿易引起凝血功能紊乱及血液黏度增高；②因化疗、消耗等使机体抵抗力下降，易合并感染，产生感染性血管炎，在此基础上易形成血栓；③晚期癌症患者，因极度衰竭和脱水，血液黏度增高，也易引起血栓形成。

脑部肿瘤也可以导致出血性中风病，以转移样脑肿瘤多见，原发性脑肿瘤次之。由于肿瘤组织在脑组织的占位后，很快对脑组织产生侵害，使之发生坏死；或肿瘤中心部位坏死，或发生新生血管破裂以及瘤细胞浸润血管，使其破裂出血；以及因肿瘤的骨髓浸润和化疗的副作用等，使骨髓造血功能遭到破坏，血小板生成减少，正常的凝血、止血功能无法进行等，都可导致脑出血。转移性脑肿瘤主要由肺癌、胃癌及绒毛膜上皮癌等经血源、种植及直接蔓延等途径转移而来，而原发性脑肿瘤所引起的出血性中风病，则以脑胶质瘤和脑膜瘤最常见。损害血管系统产生中风病变。如在白血病中，中风病（脑出血）的发生率占 15.2%，其形成与中枢神经系统白细胞积聚和脑实质白细胞结节有关。另外，血黏度增高及缺氧，也是使小血管扩张破裂、发生出血的原因之一。

专家研究证明，肿瘤也可引起中风病变，甚至有些在没有发现原发癌症病灶前就可以有中风病表现。从这个意义上讲，中风病提示了癌症的诊断，对那些原因不明的中风患者，应想到有癌肿性卒中的可能。

7. 分门别类话中风

中风病是大脑组织出血或缺血引起的一系列病症，人体的所有活动都与大脑有关，大脑患病是很复杂的问题，不是一个两个病能概括的。这个问题比较好理解，大脑的血循环很复杂，神经功能涵盖人体的生命活动，不同的血管出现问题，导致不同的脑神经病变，因此，医学专业将中风做了详细分类，针对不同的疾病类型有不同的治疗措施。

知识链接

脑梗死：是指局部脑组织因血液循环障碍、缺血、缺氧而发生的坏死，也称为缺血性脑卒中。

中风是急性脑血管病的统称，习惯上主要指以下两类疾病：一类为出血性中风，主要包括脑出血和蛛网膜下腔出血。另一类是缺血性中风，主要包括脑梗死和短暂性脑缺血发作，脑梗死又分为脑血栓形成和脑栓塞。有时患者两种病理情况并存，称为混合型中风，是指缺血性中风和出血性中风在一个患者身上同时并存。这种分类方法是老百姓最为熟悉的，实际上这种分类方法的依据是中风发生的具体病理性质的不同，那么，中风病还有没有别的分类方法呢？

知识链接

脑血栓形成：指脑动脉血管壁的病变，是在动脉粥样硬化的基础上，发生血流缓慢、血流黏度增高引起动脉管腔明显狭窄或闭塞而引起脑部相应部位梗死。

实际上，中风病还可以依据神经功能缺失的持续时间分类，不足 24 小时者称为短暂性脑缺血发作（TIA），超过 24 小时者中风；另外，还有依据病情严重程度，分为小卒中（minor stroke）、大卒中（major stroke）和静息性卒中（silent stroke）。

目前我国将中风病分为 12 类：

Ⅰ．颅内出血：①蛛网膜下腔出血；②脑出血；③硬膜外出血；④硬膜下出血。

Ⅱ．脑梗死（颈动脉系统及椎 – 基底动脉系统）：①脑血栓形成；②脑栓塞；③腔隙性梗死；④血管性痴呆。

Ⅲ．短暂性脑缺血发作：①颈动脉系统；②椎 – 基底动脉系统。

Ⅳ．脑供血不足。

Ⅴ．高血压脑病。

Ⅵ．颅内动脉瘤。

Ⅶ．颅内血管畸形。

Ⅷ．脑动脉炎。

Ⅸ．脑动脉盗血综合征。

Ⅹ．颅内异常血管网症。

Ⅺ．颅内静脉窦及脑静脉血栓形成。

Ⅻ．脑动脉硬化症。

❀ 8. 哪里在出血

搞清楚哪里在出血是出血性中风诊断中的一个重要的问题，也是患者和家属都比较关心的问题。出血性中风按出血的具体位置不同，实际包括了脑出血、蛛网膜下腔出血和混合性出血三种不同的类型，下面就让我们仔细瞧一瞧出血性中风到底会是哪些地方在出血。

知识链接

"落日"征：丘脑出血常波及中脑，发生两眼同向运动不能或两眼向上运动受限而处于向下视，犹如"落日"状。

（1）**脑出血**：脑实质内的血管破裂，血液溢出即为脑出血。该病是出血性中风中最常见者。脑出血后，血液在脑内形成凝血块，称为脑血肿。由于脑血肿的占位及压迫，影响脑血液循环而产生颅内压增高和脑水肿，所以，绝大多数患者出现头痛、呕吐、昏迷及偏瘫等共性症状。但因出血部位不同，其临床表现并非都是一样。高血压病是脑内出血的最常见原因，也可见于血液病、血管瘤破裂等。

知识链接

交叉性瘫痪：病灶侧面瘫，对侧肢体瘫痪，称为交叉性瘫痪。

①壳核－内囊出血：出现两眼向出血灶同侧凝视的三偏征，主侧半球病变常伴有失语。

②丘脑出血：丘脑出血常出现病灶对侧的偏身浅感觉障碍与深感觉障碍；出血常波及中脑，发生一系列眼球症状，"落日"征，瞳孔变小或不等大，对光反射迟钝或消失。血肿若压迫第三脑室移位可累及丘脑下部出现高热、脉搏增快及血压升高，预后不良。

③脑叶出血：可发生于任何脑，除表现头痛、呕吐外，如额叶出血

可出现精神症状，如烦躁不安、疑虑、对侧偏瘫、运动性失语等；顶叶出血则出现对侧感觉障碍；颞叶出血可出现感觉性失语、精神症状等；枕叶出血则以偏盲最为常见。脑叶出血一般症状均略轻些，预后相对较好。

> **知识链接**
>
> **运动性失语**：以口语表达障碍为突出特点，听理解相对较好，伴有复述、命名、书写障碍。

④脑桥出血：通常为突然起病的深昏迷而无任何预感或头痛，可在数小时内死亡。双侧锥体束征和去大脑强直常见，早期表现为交叉性瘫痪。还可出现两眼向病灶侧凝视，体温持续增高，呼吸障碍。

⑤小脑出血：多数表现为突然起病的眩晕、频繁呕吐、枕部头痛，一侧上下肢共济失调而无明显瘫痪，可有眼球震颤，一侧周围性面瘫。重症出现昏迷，多在48小时内引起枕大孔疝而死亡。

⑥脑室出血：临床表现为呕吐、多汗、皮肤发紫或苍白。发病后1~2小时便陷入昏迷、高热、四肢瘫痪或呈强直性抽搐、血压不稳、呼吸不规律等。病情多为严重，预后不良。

（2）蛛网膜下腔出血：蛛网膜下腔出血多为突发剧烈头痛、脑膜刺激症状和血性脑脊液，其常见的原因为先天性球性动脉瘤，好发于基底动脉环的前半部，并常呈多发性，因此有些患者可多次出现蛛网膜下腔出血。

（3）混合性出血：混合性出血常由动静脉畸形引起，动静脉畸形是指走向扭曲，管壁结构异常，介于动脉和静脉之间的一类血管，其管腔大小不一，可以成簇成堆出现，约90%畸形分布于大脑半球浅表层，因此其破裂常导致脑内和蛛网膜下腔的混合性出血。患者除出现脑出血和蛛网膜下腔出血的表现外，常有癫痫史。

9. 脑出血到底有多可怕

脑出血在老百姓的印象中无疑是急危重症的象征，那么，脑出血的预后到底是什么样的呢？这还得具体情况具体分析。

（1）年龄越大，预后越差，60岁以下的病死率较低，约占30%，70岁以上的病死率可高达70%以上。高血压病史越长，血压越高，预后越差。

（2）发病越急越重，起病时血压越高或血压下降，预后越差；昏迷越深，时间越长，预后越差。深昏迷者94%死亡；病后无意识障碍，或意识障碍逐渐好转者，预后较好；嗜睡时间越长，预后越差。

（3）病情进展越快，高颅压症状出现越早。如有视乳头水肿者，腰穿压力在200毫米汞柱以上者，表现越重，预后越差。

（4）出血量较大者，预后较差；有血肿形成，中线结构移位明显者，预后较差；腰穿脑脊液无色透明者，预后较好。

（5）神经体征与死亡率的关系：两侧瞳孔不等大者，瞳孔对光反应消失者，角膜反射消失者，有眼球分离斜视或眼球浮动者，或去大脑强直者，大多数死亡；偏瘫完全或四肢全瘫，肌张力低下者，预后较差。

（6）生命指征与死亡率的关系：体温在38℃以上，脉搏在100次/分以上，呼吸在30次/分以上者，死亡率在70%以上。

（7）伴有癫痫发作者，伴有内脏功能紊乱者，合并有代谢障碍者，预后较差。

（8）有丘脑下部损害症状，如周围白细胞增高，血中嗜酸性粒细胞显著减少，空腹血糖超过 11.1 毫摩尔／升者，预后较差。

（9）脑电图改变进行性加重者，预后较差。

（10）脱水、降压等治疗效果越差，预后越差；反复发作者，预后较差。

知识链接

角膜反射：被检查者向内上方注视，医师用细棉签毛由角膜外缘轻触患者的角膜。正常时，被检者眼睑迅速闭合，称为直接角膜反射。刺激一侧角膜，对侧出现眼睑闭合反应，称间接角膜反射。

脑出血的早期死亡率很高，约有半数患者于发病数日内死亡，幸存者中多数留有不同程度的后遗症。脑出血的预后与出血部位，出血量，出血次数，全身情况和并发症等有关。轻症脑出血以及外囊出血、脑叶出血，预后较好，经治疗后偏瘫可明显恢复，通过功能锻炼，有的患者还可以恢复工作。而内囊、脑室和桥脑部位的出血，预后较差，多于病后数小时或数天死于脑疝。昏迷 1 周以上者，多死于并发症或遗留后遗症。

10. 解密"蛛网膜下腔出血"

相对于"脑出血"，"蛛网膜下腔出血"几个字对老百姓来说显得更为陌生。实际上，蛛网膜下腔出血是指血液流入蛛网膜下腔的一种临床综合征，临床上通常分为自发性与外伤性两类，自发性又可分为原发性和继发性两种。原发性蛛网膜下腔出血是由于脑表面和脑底的血管破裂出血，血液直接流入蛛网膜下腔所致。继发性蛛网膜下腔出血是因脑实质出血，血液穿破脑组织进入到蛛网膜下腔或脑室引起。

引起蛛网膜下腔出血的最常见原因是先天性颅内动脉瘤和血管畸形。由于血管瘤好发于脑底动脉交叉处，最易直接受到血流冲击，加上血管先天性发育不良，极易破裂出血。其次为高血压、脑动脉硬化、颅内肿瘤、血液病等。一般认为 30 岁以前发病者，多为血管畸形；40 岁以后发病者多为颅内动脉瘤破裂；50 岁以上发病者，则往往因高血压脑动脉硬化及脑肿瘤引起。

蛛网膜下腔出血多突然发病，起病时最常见的症状是患者突然出现剧烈头痛、呕吐和颈项强直三大症状。头痛的产生有两个原因：一是大量血液流入蛛网膜下腔造成脑脊液循环障碍而引起颅内压增高；二是血液刺激引起了无菌性脑膜炎，两者都可导致剧烈的头痛。但由于老年人反应差，60 岁以上的老年患者在蛛网膜下腔出血时临床表现不典型，头痛、呕吐、脑膜刺激征常不明显。蛛网膜下腔出血起病急骤，病前常无先兆，部分患者为活动状态下发病。发病后可出现剧烈头痛，多为撕裂样或剧烈胀痛。头痛部位多位于枕部，也可为全头痛。头痛的程度与出血量有关，因为大量的血液进入蛛网膜下腔，使脑脊液循环发生障碍，颅内压增高。所以，常伴有频繁呕吐。同时，由于血液刺激脑膜可产生颈部肌肉痉挛，使颈部活动受限，严重时出现颈项强直，神经系统检查克氏征阳性，布氏征阳性，这就是医学上所说的脑膜刺激征。部分患者还可出现烦躁不安、谵妄、幻觉等精神症状，或伴有抽搐及昏迷等。由于血液刺激了神经根，也常引起神经根刺激症状，如腰背疼痛等。个别患者还可出现小便困难及尿潴留。由于蛛网膜下腔出血不影响脑实质，所以，一般不引起肢体瘫痪。

〖知识链接〗

无菌性脑膜炎：又称浆液性脑膜炎、淋巴细胞性脑膜炎或病毒性脑膜炎，是多种病毒性神经系统感染的常见表现，主要特征是脑膜刺激症状和脑脊液细胞增多。

蛛网膜下腔出血患者经及时抢救治疗基本上可完全恢复健康，不遗留任何后遗症，这是与脑出血完全不同的。但由动脉瘤所致的蛛网膜下腔出血，约1/3的患者在48小时内死亡，死亡率较高。蛛网膜下腔出血患者病愈后再次发生出血者有半数死亡。

11. 蛛网膜下腔出血后的脑血管痉挛

蛛网膜下腔出血并发脑血管痉挛，可引起脑缺血发作、脑梗死、神经性肺水肿等，使病情进一步加重，是蛛网膜下腔出血致残和死亡的主要原因。脑血管痉挛导致颅内压增高（头痛、呕吐、眼底水肿出现或加重），意识障碍加重，患者由清醒转为嗜睡或昏迷，或由昏迷（早期脑血管痉挛多在2天内恢复）→清醒→昏迷（再次脑血管痉挛）。同时还常有不同程度的局灶性体征出现或加重，如偏瘫、偏身感觉障碍、失语等，以及持续发热、周围血象白细胞持续增高等。

◈知◈识◈链◈接◈

肺水肿：是肺脏内血管与组织之间液体交换功能紊乱所致的肺含水量增加。本病可严重影响呼吸功能，是临床上较常见的急性呼吸衰竭的病因。

有人统计，蛛网膜下腔出血后，脑血管痉挛的发生率达16%～66%，一般多发生于蛛网膜下腔出血后2～3天，7～10天达高峰，以后逐渐缓解。少数发生较晚（2周后），或持续时间较长（达数周至1个月）。个别发生于30分钟或1～2天，即所谓急性脑血管痉挛。

在临床上，蛛网膜下腔出血一旦患者出现偏瘫、失语和意识障碍等症状，腰穿证实无再出血，或脑电图以一侧为主的慢波时，则提示合并脑血管痉挛，血管造影可发现血管痉挛，即确诊为脑血管痉挛。

❀ 12. 带你认识缺血性中风

缺血性中风是各种原因造成的脑组织缺血性疾病的总称。引起缺血性脑血管病的病因可分为血管因素、血流动力学因素及血液因素。血管因素主要是动脉硬化，包括动脉粥样硬化和高血压小动脉硬化；其他血管因素有脑动脉炎、动脉栓塞（主要来自心脏）；糖尿病及高脂血症可以促使动脉硬化形成；药物过敏、中毒以及外伤等也可造成血管损害。血液动力学因素主要是高血压及低血压，高血压造成细小动脉硬化及玻璃样变，损伤血管内膜，促进动脉粥样硬化；血压突然下降可造成严重脑缺血或脑梗死。血液因素主要为血液病及血液流变学的异常，如贫血、血黏度增高及糖尿病等因素。

脑对于缺血、缺氧特别敏感。若脑血流完全被阻断，30秒后脑代谢开始改变，1分钟后神经功能障碍，活动停止，5分钟后因缺氧而开始一系列的变化，最后导致脑死亡。

缺血性中风的机制是：血供中断→无底物→无能量→细胞死亡，这是一个相对比较机械的认识。实际上，脑缺血损伤后的病理变化机制是一个相互影响、互为因果、相互联系和重叠的过程。当缺血的严重程度和持续时间足以触发损伤机制时，便导致发病。局灶性脑缺血的中心区，由于残留脑血流量很小，一般不超过1小时就发展为不可逆性脑损伤而趋于坏死，但在缺血中心区的周边组织仍有少量脑血流量的供应，形成可逆性缺血损伤，脑电活动停止，但仍保持离子平衡和细胞结构完整。在缺血后期阶段，由缺血性损伤启动的各种细胞和分子事件，如钙超载、谷氨酸兴奋毒性、自由基损伤和能量耗竭等推动了组织损伤的进一步扩展。

脑组织缺血后会引起一系列的病理生理变化：组织能量代谢障碍，细胞内游离钙离子大量增加造成胞膜破坏及细胞、亚细胞结构损害，兴奋性氨基酸的毒性作用，乳酸性酸中毒等，并进一步导致神经不可逆性损伤。

缺血性中风的临床表现形式有短暂性脑缺血发作、动脉硬化性血栓、可逆性缺血性神经功能缺损、分水岭脑梗死、腔隙性脑梗死、脑栓塞以及小脑梗死。

13. 说说"小中风"

"小中风"指的是短暂性脑缺血发作（TIA），也称一过性脑缺血发作，指在短时间脑缺血引起的脑功能障碍，通常是数秒钟、数分钟或数小时等，大多数仅持续 5 ～ 15 分钟，最长不超过 24 小时，一般不留神经功能缺损后遗症，但持续时间超过 2 小时，影像学上也可出现梗死灶。TIA 症状虽轻，但后果严重，如不及时治疗，患者近一半在 5 年内将产生严重的脑梗死，医学家常常把它看成是中风病的先兆或危险信号。TIA 多发于中老年人，男性较多。患者神经功能缺损的症状与体征一般能够定位在特定的血管分布区。

（1）颈内动脉系统：通常持续时间短，发作频率少，较多进展为脑梗死。主要症状有：①偏瘫或偏身感觉障碍；②讲话困难或理解困难；③意识模糊；④同侧眼一过性视物模糊或失明（一过性黑矇）。

（2）椎 - 基底动脉系统：①主要有发作眩晕、恶心、呕吐；②可伴有耳鸣、复视、构音困难、吞咽困难、饮水呛咳、共济失调，双腿或四肢无力（跌倒发作），晕厥、丧失意识，视野缺损及皮质盲，一侧或双侧面、口周麻木及交叉性感觉障碍、交叉性瘫痪等；③特殊类型有短暂性遗忘。

知识链接

共济失调：是指肌力正常的情况下运动的协调障碍。肢体随意运动的幅度及协调发生紊乱，不能维持躯体姿势和平衡。但不包括肢体轻度瘫痪时出现的协调障碍、眼肌麻痹所致的随意运动偏斜，视觉障碍所致的随意运动困难，以及大脑病变引起的失用症。

发作持续时间通常小于 15 分钟，不能超过 24 小时。

一过性脑缺血发作还需与其他症状类似的疾病作鉴别：

（1）部分性癫痫：特别是单纯部分性发作，常表现为持续数秒至数分钟的肢体抽搐、意识障碍等。肢体抽搐从躯体的一处开始，并向周围扩展，多有脑电图异常，CT 或 MRI 检查可发现脑内局灶性病变。

（2）梅尼埃病：发作性眩晕、恶心、呕吐与椎－基底动脉引起的一过性脑缺血相似，但每次发作持续时间往往超过 24 小时，呕吐为非喷射性，伴有耳鸣、耳阻塞感、听力减退等症状，除眼球震颤外，无其他神经系统定位体征。发病年龄多在 50 岁以下。

（3）心脏疾病：阿－斯综合征，严重心律失常如室上性心动过速、室性心动过速、心房扑动、多源性室性早搏、病态窦房结综合征等，可因阵发性全脑供血不足，出现头昏、晕倒和意识丧失，但常无神经系统局灶性症状和体征，心电图、超声心动图和 X 线检查常有异常发现。

◈知识链接◈

病态窦房结综合征：简称病窦综合征。由窦房结及其邻近组织病变引起窦房结起搏功能和（或）窦房传导障碍，从而产生多种心律失常和临床症状。大多于40岁以上出现症状。

（4）其他：颅内肿瘤、脓肿、慢性硬膜下血肿、脑内寄生虫等亦可出现类似一过性脑缺血发作症状，原发性或继发性自主神经功能不全亦可因血压或心律的急剧变化出现短暂性全脑供血不足，出现发作性意识障碍，应注意排除。

14. 脑梗死知多少

脑梗死又称缺血性脑卒中，是急性中风病常见的一个类型，约占全部急性中风病的 70%，主要包括脑血栓形成和脑栓塞两种类型，一般情况下临床诊断并不具体，统称为脑梗死。各种原因造成的脑动脉血管堵塞，导致该血管支配区域的脑组织因缺血而发生坏死，并产生相应的神经功能缺失的症状和体征的疾病，均可诊断为脑梗死。

（1）脑血栓形成：脑血栓形成是脑梗死最常见的一个类型，多见于 50 岁以上有动脉硬化的老年人，或有高血压病、糖尿病史等。动脉粥样硬化是脑血栓形成的基本病因，脑动脉粥样硬化主要发生在管径 500 毫米以上的大动脉，硬化斑块导致血管腔变窄和血栓形成，颈内动脉和椎 − 基底动脉系统的任何部位，以及动脉分叉处好发。其他疾病如红细胞增多症、血小板增多症、血栓栓塞性血小板减少性紫癜、弥散性血管内凝血、镰状细胞贫血等血液系统疾病，动脉炎及一些药物也可导致发病。

脑血栓形成通常在安静时或睡眠中发病，并且发病有一个逐渐加重的过程，1 ～ 3 天症状逐渐达到高峰，治疗过程中家属有时会产生一种错觉，"大夫怎么治的，越治越坏，还不如刚住院的时候呢"？有些患者病前往往已有一次或多次短暂脑缺血发作。

血栓破坏脑组织的程度相差极大，取决于血管闭塞的程度、闭塞血管的大小、部位和侧支循环的好坏等，因而不同的患者表现出来的情况千差万别，但基本仍以偏瘫、偏身感觉障碍、偏盲三偏征和精神症状为多见，肢体功能残失，各种失语症等。

脑血栓形成的死亡率较脑出血低得多，而且由于梗死灶周围可以建立侧支循环，大多数患者在一定时间内，神经功能都有不同程度的恢复。但大面积脑梗死由于脑组织损害较重，病死率和致残率较高，常死于上消化道出血和肾衰竭等并发症。有些患者则成为植物人或遗留下肢偏瘫等严重并发症。

（2）脑栓塞：脑血管被血流中所带的栓子阻塞而引起的急性中风病，叫做脑栓塞。这种病可发生于任何年龄，但以 40 岁以下的青壮年多见。由于栓子阻塞了脑血管造成血流中断，局部脑组织缺血、缺氧、软化、坏死，而出现相应的神经症状，所以，常起病急骤，于数秒钟至 2 ~ 3 分钟达到高峰。

脑栓塞的栓子种类很多，可有多种疾病所产生的栓子进入血液，阻塞血管而诱发。而心脏病是脑栓塞的最常见原因。非心源性的栓子，较常见的是脂肪栓子和空气栓子。当长骨骨折时，或因骨折手术，骨髓中的脂肪球进入血液，容易形成脂肪栓塞；而气体栓子则常见于胸部、颈部开放性外伤及外科手术、人工气胸、气腹以及潜水员、飞行员不适当减压，形成气栓塞。另外，肺静脉栓塞、脑静脉栓塞也是造成非心源性脑栓塞的原因。有的脑栓塞查不到栓子来源，称为来源不明性脑栓塞。

（3）其他形式的脑梗死

①腔隙性脑梗死：腔隙性脑梗死是以病理诊断而命名的，系指直径在 20 毫米以下的新鲜或陈旧性脑深部小梗死的总称。脑深部小动脉闭塞后，可引起多个大小不同的脑软化灶，最后形成大大小小的腔隙。这种病是一种严重危害中老年人身体健康的疾病。过去单纯依靠神经系统检查，以及脑电图、脑血管造影和脑脊液检查，临床无法确诊。

近年来，随着 CT 和核磁共振的广泛应用，使腔隙性脑梗死的诊断率大大提高。因梗死的血管不同，常表现不同的神经系统症状，临床上最常见的是头痛、头晕、失眠、健忘、肢体麻木、动作失调、发音困难、笨手综合征，严重时可发生痴呆、偏瘫、失语等。起病较缓慢，症状在数小时或数天达高峰，脑电图、脑脊液、脑血管造影等辅助检查无异常，CT 可确诊，常有 3～10 毫米的低密度区，小于 2 毫米的病灶 CT 不能显示。

②分水岭脑梗死：分水岭脑梗死指两条动脉供血区之间边缘带部位的缺血性损害，主要发生在半球的表浅部位，可以发生在大脑半球的单侧，也可以发生在大脑半球的双侧，但临床上以单侧较多见，发病率约占缺血性中风病的 10%。其致病因素与脑血栓形成和脑栓塞不同，各种原因所致的血压降低或某一动脉干供血不足，致使动脉近心端的供血尚可，而远心端的末梢边缘区供血降低，从而发生缺血性梗死。分水岭脑梗死常见于 60 岁以上的老年人，临床症状和体征取决于损害的部位和程度，大脑皮质分水岭脑梗死常没有任何症状。分水岭脑梗死仅靠临床症状诊断比较困难，CT 检查是可靠的诊断方法。

③出血性脑梗死：出血性脑梗死系指脑动脉主干或其分支栓塞，或血栓形成，发生脑梗死后，出现动脉再开通，血液从病变的血管漏出，或穿破血管进入脑组织而形成，开通越快，出血机会越多。脑梗死发生出血性梗死者，多为非栓塞性梗死；大面积梗死比小梗死灶多见；早期应用抗凝、溶栓、扩溶、扩血管药物以及早期外科手术等，均可能促发出血性脑梗死的发生。 出血性脑梗死的临床特点是原有症状和体征加重，并又出现新的症状、体征。其症状和体征加重的程度取决于出血量

的多少，继发出血的时间，以及是否应用抗凝、溶栓、扩容及扩血管药物治疗。症状加重的表现是意识障碍，颅内压高，肢瘫程度加重或出现新体征等，严重者预后不良。有时虽无症状恶化，但经过一段时间的治疗后无效者，也有继发性出血的可能。出血性脑梗死的发生，与患者早期活动，情绪激动，血压波动及早期应用抗凝剂、扩血管药物等不适当的治疗有关。因此，患者早期应注意控制情绪，积极脱水治疗，防止血压波动，不宜过早地应用血管扩张药，尤其是抗凝药物，以预防出血性脑梗死的发生。

15.　脑梗死预后怎知道

脑梗死的死亡率较脑出血低，一般预后较脑出血好，但病情严重的脑梗死，预后不佳。脑梗死的预后与下列因素有关。

（1）与阻塞的血管大小有关：如阻塞的是小血管，脑缺血范围小，侧支循环易形成，恢复较快，预后较好；如阻塞的血管大，脑缺血范围大，脑组织受损严重，临床症状恢复慢，预后较差。

（2）与发病速度有关：缓慢逐渐发病者，较易形成侧支循环，脑缺血可逐渐代偿，预后较好；急性起病者，未能建立侧支循环，预后较差。

（3）与梗死的次数和数量有关：首次发作，预后较好，但一次大面积梗死，预后较差；发生两次以上的梗死，特别是两侧脑血管均受累预后较差；梗死灶越多，预后越差，每一次梗死脑组织都会被破坏，脑组织坏死是不可逆的；梗死灶单一者，预后较好。

（4）与栓子的性质有关：栓子疏松，在随血液运行过程中，自身破碎，流到血流的远端，阻塞小血管者，预后较好；而脂肪栓子、空气栓子、细菌栓子，比心源性栓子预后严重，但心源性栓子引起脑脓肿者，预后较差。

（5）**与局灶定位症状的轻重有关**：发病后偏瘫、失语等定位症状较轻，预后较好；反之，偏瘫失语程度较重者，预后较差。

（6）**与昏迷程度有关**：昏迷程度严重，持续时间越长，预后越差；起病时无昏迷，以后进入昏迷，且昏迷程度逐渐加重者，预后较差；患者神志始终处于清醒状态，预后较好。

（7）**与有无合并症有关**：如合并褥疮、肺部感染、尿路感染、糖尿病、冠心病、心律不齐、心力衰竭等，预后较差；无合并症者，预后较好。

（8）**与患者年龄有关**：年龄大，体质差，预后较差；年龄小，体质好，预后较好。

16. 摧残生命的中风并发症

我国按中风病死率 45% 计算，每年死于中风者有 100 万以上，而这部分患者多死于急性期发生的一些严重并发症。

（1）**脑疝**：中风病患者多数死于急性期，其原因大多是由于大量出血，全脑水肿，形成脑疝，使脑干被挤压和移位，危及生命中枢所致。脑出血合并脑疝死亡者占 44.8% ~ 50.1%，及时有效地降低颅内压，减轻脑水肿，预防脑疝形成，是治疗成败的关键措施。当患者出现下列情况：①头痛剧烈或极度烦躁不安；②频繁呕吐或抽搐；③呼吸及心率变慢，血压升高；④意识障碍逐渐加重；⑤双侧瞳孔不等大，则提示颅内压明显增高，可能有脑疝形成。

◈知◈识◈链◈接◈

脑疝：当颅腔内某一分腔有占位性病变时，该分腔的压力比邻近分腔的压力高，脑组织从高压区向低压区移位，从而引起一系列临床综合征，称为脑疝。

（2）**脑心综合征**：既可以首先以脑出血起病，而后发生心血管病，也可以脑出血和心血管病同时或接近同时发生。但由于症状相互掩盖，常易造成误诊而影响治疗，故在抢救过程中要高度重视，并应认真询问病史及仔细观察患者有无心功能不全的表现。

◈知◈识◈链◈接◈

脑心综合征：当脑出血病变波及自主神经的高级中枢丘脑下部，导致神经体液障碍时，也常引起心脑功能或器质性改变，称为脑心综合征。

（3）**膀胱及直肠功能障碍**：轻型脑出血患者常因不习惯卧位排便，而出现一时性"体位性尿潴留"及大便干结；严重患者，当病变波及半球运动中枢时，常出现尿频及膀胱内压增高；如第三脑室受到刺激，往往会出现直肠活动性增强，导致高度排便亢进，患者便意频繁，但每次排便量较少。如灰结节受损，或全脑受损，深度昏迷的患者，大小便失禁。

（4）**肾衰竭及电解质紊乱**：脑出血患者常因频繁呕吐、发热、出汗、脱水剂的应用和补液不足而造成失水、电解质紊乱及肾衰竭，亦可因缺氧、饥饿、呼吸异常等所致。但上述病症在昏迷或合并感染的情况下，容易被掩盖而被忽视。

（5）**高热**：当脑出血波及到丘脑下部及前部时，散热机制可被破坏，可引起持续性高热，体温常达40℃以上，并可伴有无汗、肢冷、心动过速、呼吸增快等症状。但白细胞一般多不增高，复方氨基比林、阿司匹林也不能使之下降，有时用巴比妥加冰枕降温有效，如不及时处理，数小时可死亡。

（6）**褥疮**：中风患者常因偏瘫，长期卧床，骶尾部、内外踝、足跟、髋部等骨突出部位很容易发生褥疮。

此外，最常见的并发症还有上消化道出血、肺部感染等均严重威胁生命。

❀ 17. 经久难愈的中风后遗症

虽然有许多患者好不容易度过了急性期，大多数患者也会留下不同程度的后遗症，一般中风患者遗留的功能障碍包括肢体瘫痪、构音障碍、失语、吞咽困难、膀胱功能障碍、直肠功能障碍、认知障碍、心理障碍等。最常见的有肢体瘫痪、失语和精神智能障碍等。

（1）**偏瘫**：中风的后遗症中最多见的就是偏瘫。偏瘫指一侧肢体肌力减退、活动不利或完全不能活动。中风患者偏瘫发生在脑部病变的对侧，因为大脑的神经支配是交叉性的；如果是左侧的脑出血或脑梗死，引起的是右侧的偏瘫，反之亦然。偏瘫患者还常伴有同侧肢体的感觉障碍，如冷热不知、疼痛不觉等偏身感觉障碍。有时还有同侧的视野缺损，表现为平视前方时看不到瘫痪侧的物品或人，一定要将头转向瘫痪侧才能看到。以上这三种症状，总称为"三偏"。

（2）**失语**：语言交流的基本形式包括口语理解及表达（听、说），文字理解及表达，口语表达包括复述和命名，失语症可表现为自发谈话、听、复述、命名、阅读、书写等六种基本障碍。大多数人（右利手者）的优势半球在左侧，当中风发生在左侧时，语言功能就会受到影响。失语症有多种类型，运动性失语表现为患者能听懂别人的话语，但语言表达有不同程度的困难；感觉性失语，即语言表达无障碍，但听不懂别人的话，也听不懂自己所说的话，表现为答非所问，"自说自话"。若同一患者存在上述两种情形，称为混合性失语。此外，还有命名性失语、失用症、失写等。

▶**知识链接**◀

命名性失语：又称健忘性失语，它是指命名不能为唯一的或主要症状的失语。

（3）**精神和智能障碍**：中风的范围较大或多次复发后，不少患者会有精神和智力的障碍，表现为记忆力和计算力下降、反应迟钝、不能看书写字，最后发展为痴呆，连吃饭、大小便均不能自理。患者还可以出现胡言乱语、抑郁狂躁、哭笑无常等病态人格。长期病变和生活规律的转变也会促使患者产生心理变化，发生性情巨变，家人应给予充分理解和准备。

（4）**中枢性呃逆**：见于中风的急、慢性期，重者呈顽固性发作，影响正常睡眠和饮食，也是病情严重的征象。

18. 中风病有望能迅速康复

缺血性中风的发作形式，大致可分为三种。

（1）完全性中风：是指一旦发病，其病情即到顶峰，其偏瘫的程度已经不能够再继续加重。

（2）进展性中风：指发病开始轻微，随着病程延长而呈进展性加重，直到完全中风。

（3）可逆性缺血性神经缺损：指中风所发生的症状与体征，经过48 ~ 72小时后自行恢复，仅遗留下轻微的神经缺损。

从上述中风的三类自然病程来看，在未加任何治疗及用药的情况下确有自愈的可能，但是至今尚缺乏标准能准确诊断出刚发病的患者是属于哪一种类型，如果属进展性中风，可能来看急诊发作时病情尚轻，进病房时已加重，到第2天病情会更重；反之，如属可逆性缺血性类型，则不予用药也会恢复。

随着医学的进步，中风病的治疗也获得了飞速发展，即使不是可逆性缺血性神经缺损的缺血性中风，及时恰当的治疗也可短时间逆转病情。如脑梗死的超早期溶栓治疗，如果在发病后出现偏瘫、偏身感觉障碍、偏盲、失语，或者交叉性瘫痪、交叉性感觉障碍、外眼肌麻痹、眼球震颤、构语困难、吞咽困难、共济失调、眩晕等症状时，6小时内进行溶栓治疗，上述症状就可能完全恢复正常；相反，则遗留终身残疾。

溶栓治疗只有在脑组织出现缺血坏死之前进行才有意义，这个时间限定在中风后6小时，在堵塞6小时以内，血管再通，血液供应恢复，脑细胞还不至于坏死，瘫痪的肢体就有可能恢复正常，超过6小时，部分脑细胞就会坏死；超过12小时，绝大部分脑细胞都将由缺血发展到坏死，一旦脑细胞发生坏死，则是"不可逆"的，即不会再逆转为正常细胞，那么，肢体的瘫痪和失语就不易恢复了。

若能在6小时内施行溶栓治疗，则不仅事半功倍，而且能达到完全治愈。当然，最好的办法还是预防，因为脑梗死的病因是脑动脉硬化，所以必须预防动脉粥样硬化，特别是出现了短暂性脑缺血发作时，更应提高警惕，严防发展为脑血栓。

❀ 19. 得了中风病也能长寿

有人说得了中风病就活不多长了，至少不可能长寿。这种说法固然有一定道理，因为迄今为止中风病的死亡率仍较高，而且发病后存活者几乎一半的人在3~5年死亡，但也不能绝对认为患了中风病一定活不长，从而灰心丧气，拒绝积极治疗和康复训练。

中风后死亡率随着治疗技术的进步不断得以控制，中风的后续治疗和康复可以明显改善患者的生命和生活质量，临床上中风病发生后再活上 20 年以上者并不少见，活到 70 岁或 80 岁以上者也可经常看到。据国内专家的研究观察，目前中风病的寿命状况是：中风病后存活 5 年者占 62%，存活 6～10 年者占 20%，存活 11～15 年占 15%，存活 15 年甚至 20 年以上者占 3%。值得注意的是，中风病以后能存活 10 年以上者占 20% 左右。该组中风病的平均寿命为 66 岁，有 40% 的中风患者寿命为 70 岁以上，5% 为 80 岁以上，有一例患者活到 88 岁。有一例患者在 60 多岁时发生中风病，左侧肢体部分瘫痪，但能在室内活动和处理自己的一些生活琐事，由于坚持长期治疗和功能锻炼，发病后已生活了 20 年，至今已经 80 岁高龄。一名退休工程师 70 岁时发生脑血栓形成，左侧肢体瘫痪，经治疗后能够依靠拐杖行走，思维智力无大影响，多年来一直正常工作。

中风后患者的命运各不相同，一方面要看该患者中风病的性质和严重程度如何。如果出血量大，脑血管梗死面积大，神经系统的损害和偏瘫的程度严重，则患者的存活时间短。而中风病如果发病 3 个月或半年内治疗效果好，恢复程度佳，后遗症状轻，患者的寿命就长。长期卧床严重偏瘫的患者，多因感染或合并其他疾病而容易早亡。而轻度偏瘫者，若能积极治疗，注意功能锻炼，多数患者可活到 10 年或 20 年以上。病情不能选择，但可以预防，发病不能由人决定，但可以决定发病后的处理态度和措施。发病后应积极采取措施延长中风病患者的寿命，提高生活质量，加强护理，减少合并症的危害，减少死亡率，适时进行康复锻炼，促进功能恢复，预防中风病再发或复发。

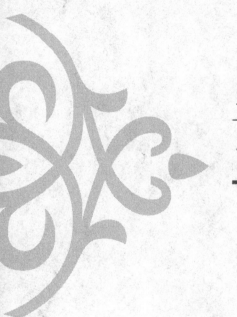

第三章

治病篇

1. 全面阻击脑出血

脑出血的治疗可以说是一个多环节全方位的系统工程，大体可分为内科保守治疗和外科手术治疗。近年来的调查表明，早期手术清除血肿可以使病死率显著降低。患者出血量不多，神经功能损害较轻，或者患者一般情况较差不能手术治疗的患者可选择内科保守治疗。内科治疗的原则在于：脱水降颅压、减轻脑水肿，调整血压；防止再出血；减轻血肿造成的继发性损害，促进神经功能恢复；防止并发症。

> 〖知识链接〗
>
> **克尼格征**：又称屈膝直腿试验，患者仰卧，膝屈成直角，然后被动使小腿伸直，正常时不受限制，如不能伸直，出现阻力与疼痛时，则以膝关节形成的角度来判定，小于135度时为阳性。

（1）脑出血最初的 5 分钟内：对于生命是至关重要的。应就地抢救，不宜过度搬动，保持呼吸道通畅，给氧，监测血压、脉搏、呼吸、神志、瞳孔变化。由于患者舌根后坠易阻塞呼吸道引起窒息，在救护车到来之前，采取措施保证呼吸道通畅：松解衣领，取下义齿，侧卧位，头后仰，便于口腔分泌物自行流出，并及时清除口腔呕吐物，一旦窒息，尽快清空口腔，进行人工呼吸。

（2）控制血压：主张维持在 150 ～ 160/90 ～ 100 毫米汞柱，收缩压不宜低于 150 毫米汞柱，以防脑供血不足。

（3）及时控制颅内高压、脑水肿、脑疝：积极给予脱水降颅压处理（不宜使用高渗糖治疗），肾上腺皮质激素宜在抢救脑疝时短期使用，需防止水、电解质紊乱，注意心肾功能。

（4）止血药、凝血剂对脑出血并无效果：合并消化道出血、凝血障碍时选择使用，常用止血敏、抗纤溶芳酸、维生素 K，止血药用量不可过大，种类不宜多。

（5）对于原发病、并发症宜及时诊断给予相应检查处理。

（6）加强口腔护理，防治肺部感染、尿路感染以及褥疮发生：脑出血昏迷的患者，早期给予抗生素预防肺部感染；定时翻身，保持肢体功能位，防止关节挛缩；三日内神志仍不清、无呕吐、无胃出血者宜给予鼻饲流质。

（7）中医治疗：中医辨证施治，多以活血化瘀、醒脑开窍为主，可配合针灸治疗。

（8）早期康复治疗。

（9）手术治疗：幕上脑出血出血量≥50 毫升时应考虑手术，小脑出血≥15 毫升时应考虑手术治疗，但要结合患者具体情况综合考虑（如年龄、全身状况、有无并发症等）。外科手术治疗，可做血肿穿刺抽吸术或开颅手术清除血肿。

2. 内外夹攻蛛网膜下腔出血

蛛网膜下腔出血治疗的主要方式包括内科治疗和外科手术治疗。

手术治疗蛛网膜下腔出血可用于除年龄超过 60 岁以上及病情严重或合并其他严重疾病的患者，大多数颅内动脉瘤及动、静脉畸形破裂出血患者可在病情稳定后 2 ~ 3 周手术治疗。脑动脉瘤常用的手术方法：有瘤颈夹闭或结扎术，以及瘤壁加固法、凝固法、填塞法等。动、静脉畸形的手术方法：有颈部动脉结扎，脑表面血管电凝，颅内供血动脉结扎，畸形动脉切除术和人工栓塞等。

蛛网膜下腔出血进行手术，必须注意以下三点：对患者年龄较轻、病情较轻者，应尽早手术；病情较重、昏迷程度较深者，常有脑室出血和颅内血肿，应根据情况，可先行脑室引流或清除血肿，然后进行脑动脉瘤或脑血管畸形手术；当有脑血管痉挛时，需待血管痉挛期过后，再进行手术。

蛛网膜下腔出血病情严重，家属对预后很在意，这主要取决于出血量的多少和造成出血的原发病。一般来说，患者经过 2 ~ 3 周的治疗后，头痛停止，脑膜刺激征逐渐减轻或消失，病情便会趋于稳定。但应注意避免情绪刺激，避免排便用力、咳嗽等致腹压增高，避免过早活动等，以免导致再出血。

> **知识链接**
>
> **脑膜刺激征**：脑膜受激惹的体征，是脑膜病变时脊髓膜受到刺激并影响到脊神经根，当牵拉刺激时引起相应肌群反射性痉挛的一种病理反射。见于脑膜炎、蛛网膜下腔出血和颅内压增高等。

蛛网膜下腔出血的手术治疗可以去除病因，对止血和防止再出血很有意义，除病情严重、年龄太大或伴有其他严重并发症的患者外，脑血管瘤、血管畸形者应不失时机地进行手术治疗。如果由于受医疗技术和设备条件的限制，不能进行手术者，内科治疗仍十分重要。

（1）**绝对卧床休息：**卧床休息，保持环境安静，时间一般不少于1个月。尽量减少探视和谈话，避免情绪激动、用力大便、剧烈咳嗽、过早活动等，避免能引起血压升高的因素，防止导致再出血。有资料表明，蛛网膜下腔出血第1次发病后的2～4周，复发率和病死率很高，4周以后复发者大为减少。对神志清醒者，给予足量止痛药以控制头痛；烦躁不安者，可适当选用镇静剂，如肌肉注射安定；要避免尿潴留和大便秘结；昏迷患者留置导尿管，按时冲洗；大便秘结者，给予缓泻药和润肠药，如果导、开塞露等。

（2）**控制血压：**血压升高是引起蛛网膜下腔再度出血的主要原因。所以，要注意控制血压。一般要保持在平时的水平，最好不超过150/90毫米汞柱，但不能降得太低，以防脑供血不足。在药物的选择上，近年来多主张选用钙拮抗剂，如硝苯地平（心痛定）、尼莫地平、尼卡地平等药物，这类药物不仅可控制血压，还可通过血脑屏障，选择性扩张脑血管，解除脑血管痉挛。

（3）**减轻脑水肿：**蛛网膜下腔出血后，脑脊液中混有大量血液，甚至有凝血块，影响脑脊液循环，使颅内压增高，患者常表现为剧烈头痛和意识障碍等，一般应用20%甘露醇250毫升加地塞米松10毫克，静脉推注或快速静脉滴注，每4～6小时1次，必要时用呋塞米（速尿）20～40毫克，肌肉注射，也可取得较好疗效。

（4）**止血剂的应用**：6-氨基己酸、止血芳酸是一种抗纤溶药，能够抑制纤溶酶原激活因子，使纤溶酶原不被激活成纤溶酶，从而抑制纤维蛋白的溶解，保护血管破裂处形成的凝血块，以防止再出血。另外，也可用安络血、止血敏、维生素 K 等药物治疗。

◆知识链接◆

腰穿：即腰椎穿刺术，可以取脑脊液并进行脑脊液压力检查，椎管内注入氧气或碘注射剂进行脑和脊髓造影，以助诊断，椎管内注入药物进行治疗；从椎管内引流炎性分泌物、血性脑脊液或造影剂，放出适量脑脊液，以改善临床症状。

（5）**腰穿放脑脊液治疗**：通过腰穿放脑脊液，直接缓解腔内压力，减轻脑膜刺激，可迅速缓解症状，减轻患者痛苦，预防和减轻脑血管痉挛的发生，从而降低蛛网膜下腔出血的死亡率。当蛛网膜下腔出血经内科处理效果不佳时，可考虑尽快行腰穿放脑脊液进行治疗。但是必须掌握以下适应证和注意事项：①患者头痛剧烈用药效果不佳，无局灶体征者。②头颅 CT 扫描，已排除无定位体征的其他脑出血，如脑叶出血、小脑出血、脑室出血等。③腰穿应绝对无菌操作，动作要轻柔，不要过度屈曲患者的身体。④术前 30 分钟至 1 小时，可先用20% 甘露醇 250 毫升脱水治疗，而后再放脑脊液。放液速度要慢，量要少，以免诱发脑疝，术毕要平卧 6～8 小时。⑤若放少量脑脊液后，症状确有改善者，可每隔 4～5 天重复 1 次，以加速蛛网膜下腔的血液清除和减少蛛网膜下腔粘连。⑥腰穿放脑脊液后，可缓慢注入等量生理盐水加地塞米松 5～10 毫克，进行置换疗法。

3. "小中风"治莫迟

"小中风"即短暂性脑缺血发作（TIA），TIA 未经治疗或治疗无效的病例，约 1/3 发展为脑梗死，1/3 继续发作，1/3 可自行缓解。因此，"小中风"的及时正确医治具有重要的意义，原则上可归纳为及早消除病因，减少和预防复发，保护脑功能。

（1）病因治疗：对有明确病因者应尽可能针对病因治疗，如高血压患者应控制高血压，使血压（BP）< 140/90 毫米汞柱，糖尿病患者伴高血压者血压宜控制在更低水平（BP < 130/85 毫米汞柱）；有效地控制糖尿病、高脂血症（使胆固醇 < 6.0 毫摩尔每升，低密度脂蛋白 < 2.6 毫摩尔每升）、血液系统疾病、心律失常等也很重要。对颈动脉有明显动脉粥样硬化斑、狭窄（> 70%）或血栓形成，影响了脑内供血并有反复 TIA 者，可行颈动脉内膜剥离术、血栓内膜切除术、颅内外动脉吻合术或血管内介入治疗等。

（2）预防性药物治疗：①抗血小板聚集剂：可减少微栓子发生，减少 TIA 复发。可选用阿司匹林 50 ~ 325 毫克，晚餐后服用；噻氯匹定 125 ~ 250 毫克，每天 1 ~ 2 次，或氯吡格雷，每天 75 毫克，可单独应用或与双嘧达莫联合应用。这些药物宜长期服用，治疗期间应监测临床疗效和不良反应，噻氯匹定的副作用如皮炎和腹泻较阿司匹林多，特别是白细胞减少较重，在治疗的前 3 个月应定期检查白细胞计数。其他抗血小板药物潘生丁、奥扎格雷等也可应用。②抗凝药物：对频繁发作的 TIA，特别是颈内动脉系统 TIA 较抗血小板药物效果好；对渐进性、反复发作和一过性黑朦的 TIA 可起预防卒中的作用。可用肝素 10 000 单位加入 5% 葡萄糖或 0.9% 生理盐水 500 毫升内，以每分钟 10 ~ 20 滴的滴速静脉滴注；若情况紧急可用肝素 5000 单位静脉推注，其余 5000 单位静脉滴注维持；或选用低分子肝素 4000 单位，2 次 / 天，腹壁皮下注射，较安全。也可选择华法林 2 ~ 4 毫克 / 天，口服。抗凝疗法的确切疗效还有待进一步评估。③其他：包括中医中药，如丹参、川芎、红花、水蛭等单方或复方制剂，以及血管扩张药（如脉栓通或烟酸占替诺静脉滴注，罂粟碱口服）、扩容药物（如低分子右旋糖酐）。

（3）**脑保护治疗**：对频繁发作的 TIA，神经影像学检查显示有缺血或脑梗死病灶者，可给予钙拮抗剂（如尼莫地平、西比灵、奥力保克）脑保护治疗。

4. 脑梗死的治疗要点

无论何种原因所致的脑梗死，治疗原则主要是改善脑循环，防治脑水肿，治疗合并症。

（1）药物治疗：①改善脑部循环，增加脑血流：可用低分子右旋糖酐 500 毫升加入川芎或丹参或葛根或维脑路通等药物静脉滴注，每日 1 次，10 ~ 14 天为 1 个疗程。②抗凝药物：肝素或低分子肝素。对急性脑梗死治疗的临床疗效目前仍不肯定。③抗血小板治疗：阿司匹林等，应用过程中要注意监测血小板功能，注意出血等不良反应。④钙拮抗剂：尼莫地平 20 毫克口服，每日 3 次。急性脑梗死患者一般不主张静脉滴注给药。⑤溶栓治疗：起病 6 小时以内可行溶栓治疗。⑥降纤治疗：各种降纤酶（蛇毒制剂）有降低血浆纤维蛋白原的作用，在起病 6 小时以内有一定的溶栓作用。6 小时后应用仍有改善脑循环的作用，尤其适用于高纤维蛋白血症患者，应用过程中要监测血浆纤维蛋白原含量，注意出血的不良反应。

（2）适度控制血压：脑梗死急性期（1～3 天，根据病情可 7 天内）不急于降低血压；但血压大于 200/100 毫米汞柱或平均动脉压超过 130 毫米汞柱时，应采取静脉给药的降压措施；当血压大于 180/105 毫米汞柱时，应采取慎重、缓和的降压措施，血压降低的水平应不低于 140～150/90～100 毫米汞柱，降压的治疗原则同脑出血。7 天以后病情稳定、血压仍高者应给予口服降压药，使血压控制在正常水平。

（3）降低颅内压：大面积脑梗死、脑水肿、颅内压增高明显时应给予脱水药物降低颅内压。

（4）对症、支持治疗。

（5）中医治疗：中医辨证治疗，多以活血化瘀为主。

（6）早期康复治疗。

5. 发病莫惊慌，急救须得当

王大爷早晨起不了床了，说话也不利索，这可把王大娘急坏了，不知该怎么办才好，折腾了半天，才想起来打急救电话送到医院。中风病情来势凶猛，患者及家属一定不要惊慌失措。当家里有人突然发生昏倒、不省人事，口眼嘴歪斜、说话不清楚、半身不遂、大小便失禁等，或出现头痛、头晕，恶心、呕吐，特别是呕吐物往外喷，看东西模糊不清，脸面、舌头或身体一边的手脚、胳膊、腿麻木、活动无力，接二连三打哈欠、想睡觉等中风前驱症状时，一定要想到中风病的可能，不要对患者大声呼唤或摇晃身体，不要盲目搬动患者，应积极采取以下的安全措施：

（1）如果患者发病时意识清楚，应立即让患者停止活动，扶患者平躺在床上，头偏向一侧，头位不要过高也不要过低。

（2）如果患者意识不清楚，应该立即将患者轻轻抬到床上躺平，以免加重脑缺血。

（3）如果患者摔倒在地，身边只有一个人，抬不动患者，这时不要放下患者不管，急忙跑出去叫他人帮忙，而应该先让患者就地躺平，头偏向一侧，然后再打电话或跑出去叫他人帮忙。

（4）如果患者神志不清，口中带有假牙，应该将假牙取出保管，防止假牙吸入气管内，造成窒息死亡。

（5）如果患者神志不清，发生呕吐，应该将患者的头偏向一侧，防止呕吐物吸入气管、肺内，造成窒息死亡。

6. 中风患者的抗"痛"之战

大多数中风患者伴有疼痛，有的是偏瘫患肢按压疼痛，活动疼痛，有的是后遗症期患肢疼痛，并因此拒绝康复锻炼，干扰治疗。研究报道，患者中风之后不久自述常伴疼痛，而且这种疼痛可能持续数月。

瑞典的研究人员检查了 297 名首次中风发作的患者，检测了中风后疼痛的发病率、强度及预测指标。四个月之后，96 名患者（占总数的 32%）报告有中度至重度疼痛，23 名患者有轻微疼痛，另外 178 名患者无疼痛发生。第16个月时，有62名患者（占总数的21%）发现有中度至重度疼痛，12名患者有轻微疼痛，223名患者无疼痛发生。16个月时的疼痛强度比4个月时更为剧烈。人们注意到，疼痛的程度与女性、老年抑郁分数较低、简易智力状态检查分数较高和糖化血红蛋白（HbA1c）基线值较高有关。随访测评声称疼痛的研究对象中有多达47%的人遭受持续性疼痛，且多达68%的人经常有疼痛。有49%~58%遭受中度至重度疼痛的患者其疼痛是归咎于睡眠不宁。在两次随访阶段，多达50%的患者需要暂时休息以减少疼痛，25%左右只需转换位置就可以减少疼痛。

> **〔知〕〔识〕〔链〕〔接〕**
>
> **肩手综合征：**是中风后突然出现的肩、手肿胀疼痛。较典型的是肩部疼痛、手浮肿和疼痛（被动屈曲手指时更明显），皮温上升。

对于瘫痪患者伴有疼痛，应针对疾病的性质和疼痛的程度，并结合康复训练进行积极治疗。

肩关节半脱位可在肘下及颈部间挂一吊带，让吊带起到牵拉肩关节肌肉韧带的作用，使上肢的大部分重量移至颈后，并应经常做肩关节的牵拉练习，以及配合热敷、热水浴等治疗。

肩手综合征目前尚无特异疗法，至晚期多形成残疾，要注意预防和早期治疗。一旦发病后，要尽快消除水肿，减轻疼痛和防止患肢强直；可应用超短波或温热疗法，以改善局部血液循环，缓解疼痛；结合按摩，被动及主动运动，防止肌肉萎缩，恢复关节活动。口服小剂量激素或局部用醋酸强的松龙封闭，外涂扶他林乳胶等，均有较好的疗效。

肩关节周围炎引起的疼痛，常为粘连和压迫等所致，当药物治疗无效时，可行牵拉或手术，以解除粘连和压迫，使疼痛得以控制。

疼痛严重者，适当服用去痛片、布洛芬、芬必得等对症治疗，而对慢性疼痛者，还应注意情绪和心理因素的调整，树立信心，加强患肢的功能锻炼。积极参加社会活动，培养业余爱好和兴趣，分散对疼痛的注意力。对伴有焦虑不安的患者，可服用多虑平、谷维素、舒乐安定等药物治疗。

7. 慎用血管扩张剂

按照一般的推理，既然脑缺血是由血管梗死引起，通过扩张血管，以增加血流，不就能治疗脑缺血了吗？其实不然。

在临床治疗上，如患者处于缺血性脑梗死的急性期，应用了强力的血管扩张剂，对病情不但无益，反而有害，因为脑血管的某一段发生梗死后，该段供血区脑组织会发生缺血，缺血引起该部位脑组织缺氧，缺氧的脑组织为维持神经细胞功能或使其不致死亡，需要保持一定的能量代谢，在缺氧或无氧状态下进行代谢会产生大量乳酸（在正常状态下产生的是二氧化碳与水分），此酸性代谢产物在局部大量积聚，会造成局部脑血管极大甚至是极限扩张，此时，如再给予患者很强的脑血管扩张剂，由于缺血区的血管已不能再扩张了，血流不但不能从正常区域流向缺血区，相反，会从缺血区域以扩张的血管流向正常区域，严重影响患者的康复。

可见，在脑缺血的初期，局部脑组织受损后，机体有一个代偿机制，反应性的使局部血管扩张，以适应和维持生理功能，这时候，正常区的血管并不扩张，如果不合理使用血管扩张剂，理论上讲，正常区和发病区的血管均应扩张，而此时，发病区的血管已无扩张的空间，反而使正常区血管得以扩张，反而使正常区的血液供应更充分，发病区的血供更稀少，这显然与我们的治疗目的背道而驰。

脑梗死急性期缺血区血管呈麻痹状态及过度灌流，血管扩张剂可导致脑内盗血及加重脑水肿，宜慎用或不用。因此，患者被诊断为脑梗死时，在急性期的治疗过程中一定要慎用血管扩张剂，以免弄巧成拙。

应用指征：脑梗死急性期脑水肿出现之前，脑水肿已消退的恢复期患者（梗死 2 周后），无明显脑水肿的轻型脑梗死及腔隙性脑梗死患者，TIA 或慢性脑供血不足患者。

8. "高压氧疗"治中风

高压氧治疗是要求患者在一个特定的高压舱内，在高于 1 个大气压的环境下吸纯氧或高浓度氧的治疗。依据向高压氧舱内充入气体的不同，高压舱又可分为空气加压舱与纯氧舱两种：空气加压舱是以空气作为加压介质，向舱内充入空气，患者在舱内戴面罩进行吸氧；纯氧舱是以氧气作为加压介质，向舱内充入氧气，患者直接吸入舱内的氧气进行治疗。通过在高压下吸氧使人体内的血氧含量较常压下吸氧增加数倍以至数十倍，而达到一般氧治疗所不能达到的治疗效果。

高压氧治疗可以产生奇妙的效果。1956 年，荷兰的一位医生在高压氧舱内，将猪的血液放出并同时在猪的体内输入生理盐水，将猪的血液进行稀释，使猪的血红蛋白下降到不足正常的 1%，结果猪仍然能够存活。这是因为，高压氧可使猪血液内物理溶解的氧达到正常值的 21 倍，即使没有血红蛋白，也完全可以满足机体需要。因为高压氧有如此神奇的效果，高压氧治疗在医学上已得到了广泛应用。

> **◈知识链接◈**
>
> **血红蛋白：**又称血色素，是红细胞的主要组成部分，能与氧结合，运输氧和二氧化碳。

因中风患者许多严重的症状，多是由脑循环代谢障碍和脑细胞缺血、缺氧所致，进行高压氧治疗可提高血液中的氧含量，减轻缺氧脑组织的损害，改善脑组织的供氧，降低颅内压力，促进脑电活动恢复，有助于消除意识障碍。总之，高压氧疗能减轻中风后遗症的损害程度，减少中风的复发。

但是，由于在高压氧舱内，患者血中氧含量升高仅见于 1 ~ 2 小时的治疗期，出舱后又恢复到原来水平，同时过高纯度的氧也会导致脑血管收缩，另外，中风时病情变化迅速，患者若在密闭的高压舱内，对抢救工作会受到一定程度的影响。因此，最好待患者病情较稳定后，再配合高压氧疗，而对于病情危急、生命体征尚未稳定患者应用高压氧治疗时，需在舱内备好急救药品、器材，同时有医务人员陪同。

❖ 9. 体瘫心不"瘫"，医病先医"心"

人的心理活动，是脑的神经机能活动的表现。突如其来的中风，会使脑神经功能骤然受到损伤，常常带来不同程度的心理反应，一个平常看上去好好的人，在短时间内突然变得手足不听指挥，生活不能自理，说话别人听不懂，这种风云突变的情景，会对患者造成许多心理创伤。

中风患者最关心的问题，莫过于瘫痪的肢体能否康复，他们整天为此焦虑不安，情绪过度紧张，日子一长，茶不思，饭不想，就会造成营养状况低下，身体免疫能力下降，并发症也就与日俱增了。有的患者因肢体瘫痪，生活不能自理，整天苦闷、自卑、抑郁、忧愁，年轻人肢体瘫痪担心婚姻破裂，老年人生怕"久病无孝子"而悲观失望，暗自伤感，有的患者因经过一段时间治疗效果不理想，感到急躁和烦恼，常为一点小事而发火，也有些患者只要家属在场，事事依赖，本来自己可以料理的事，也要让别人去做。

对中风患者进行心理治疗是非常必要的。在心理治疗中，要帮助患者学会主动进行心理调节和自我控制，正确对待疾病，树立战胜疾病的信心，让他们保持愉快乐观的情绪，消除恐惧和悲观，积极配合医生治疗，坚持主动锻炼和被动锻炼。

中风的康复治疗，最好给患者创造一个安静、舒适的环境，这样有利于增进患者的心身健康和保持良好的心理状态，情绪上的稳定，可以增加心理治疗的效果。

家庭所有成员都应积极关心、体贴、尊重和谅解患者，使患者感受到家庭的温暖和照顾，绝不能在患者面前表现烦躁、讨厌或随意训斥患者，也不可装聋作哑，不理睬患者，对待患者的合理需要，要尽量设法给予满足。

中风患者的心理障碍往往从认识活动障碍开始，进一步引起智能障碍和情感障碍。因此，不能单独依靠药物来恢复患者脑神经的功能，更重要的是，要根据患者不同的文化程度，从简到繁，指导患者去进行分析、归纳、判断、推理，帮助他重新认识周围的事物。

只要病情许可，还应鼓励中风患者下床活动，适当地进行锻炼，日常生活尽量做到自理，并力所能及地进行一些家务、学习、娱乐及社交活动，逐渐恢复对社会的适应能力，这对患者的心理有着积极的影响。

10. 中风辨证论治有良效

中医通过漫长的临床经验观察和总结，已经认识到中风的发病是突然的，但其病理是逐渐形成的，并且认为与肝、肾、心、脾的关系最为密切，其病因与虚、风、痰、火四者密切相关，并通过以下几种机制发病。

（1）情志所伤或年老肾衰，致阴阳失调而发病。或因暴怒伤肝，使肝阳暴动，引起心火，风火相扇，气热郁逆，气血并走于上，心神昏冒而发病。

（2）过食肥甘厚味或劳倦伤脾，或肝阳素旺，横逆犯脾，脾失健运，痰湿内生，或肝火内灼，灼烁津液成痰，痰郁化火，蒙敝清窍，流窜经络而猝然发病。

（3）脉络空虚，风邪内侵，中于经络气血痹阻，肌肉筋脉失于濡养，或形盛气衰，痰湿素盛，外风引动痰湿，闭阻经络而致口眼歪斜，肢体不遂。

基于以上对中风的发病机制的认识，中医认为中风属于本虚标实证，在标为气血郁阻，风火相煽，痰涎壅盛；在本属气血衰少，肝肾不足，但病情有深浅轻重之分，标本虚实也有先后缓急之别。临床上可分为中经络与中脏腑两大类。中经络者，病位较浅，病情较轻，一般表现为神志清楚，口眼歪斜，语言謇涩，半身不遂；中脏腑者，病位较深，病情较重，主要表现为神志不清等闭、脱之证。

中经络可分为：①脉络空虚，风邪入中之证：以平素及发病前常有眩晕，肌肤不仁，手足麻木，突然口眼歪斜，语言不利，口角流涎，或手足拘挛，或兼见恶寒发热，肢体拘急，关节酸痛等症，舌苔薄白，脉弦滑或弦而浮细等为主要临床表现。治以祛风通络，养血和营为法。方选大秦艽汤加减。②肝肾阴虚，风阳上扰之证：以平素头晕头痛，耳鸣目眩，腰膝无力，少寐多梦，突然发生舌强语謇，口眼喎斜，半身不遂，舌质红或舌苔黄腻，脉弦滑或弦细而数等为主要临床表现。治以育阴潜阳，镇肝熄风为法。方选镇肝熄风汤加减。

中脏腑乃"中风"之危急重症，临床表现为突然昏仆，不省人事。中脏腑又有闭证与脱证之分，闭证以邪实内闭为主，属实证，治疗宜祛邪为先；脱证以阳气欲脱为主，属虚证，治疗宜扶正为主，闭证、脱证皆为危急重证，两者证情截然不同，治法各异，故必须辨证明确才能正确医治。闭证的主要症状是突然昏仆、不省人事、牙关紧闭、口噤不开、两手紧握、大小便闭、肢体强痉，此为闭证的一般症状。闭证又分成阳闭、阴闭两种。阳闭证候除上述诸证外，兼见面赤身热，呼吸急促，口臭气促，烦躁不安，大便燥结，唇舌色红，舌苔黄腻，脉弦滑而数。治以辛凉开窍，清肝熄风为法。方选至宝丹、羚羊角汤加减。阴闭证候除闭证一般症状外，兼见面白唇暗，静卧不烦，四肢不温，痰涎壅盛，舌苔白腻，脉沉滑缓。治以辛温开窍，豁痰熄风为法。方选苏合香丸、导痰汤加减。脱证证候为突然昏仆，不省人事，目合口张，鼻鼾息微，手撒肢冷，汗多不止，二便自遗，肢体软瘫，舌萎，脉微欲绝。治以扶正固脱，益气回阳为法。方选参附汤加减。

中风后遗证主要有：

（1）半身不遂：气虚血滞，脉络瘀阻所致。证候主要为半身不遂，肢软无力，语言謇涩，口眼㖞斜，面色萎黄或面色少华或有患肢浮肿，舌质淡紫，舌苔薄白，舌体不正，脉细涩无力。治以补气活血、通经活络为法。方选补阳还五汤加减。

（2）肝阳上亢、脉络瘀阻：证候主要为半身不遂，患侧僵硬拘挛，面红耳鸣，头晕头痛，心急易怒，舌红绛，苔薄黄，脉弦硬有力。治以平肝潜阳、熄风通络为法。方选镇肝熄风汤加减。

（3）语言不利：若为风痰阻络，证见舌强语謇，肢体麻木，脉弦滑，则治当祛风除痰、宣窍通络，方选解语丹加减；若属肾虚精亏，证见音暗失语，心悸气短，腰膝酸软，舌质淡，舌体胖，舌苔薄白，脉弦细，则治当滋阴补肾利窍，方选地黄饮子加减；若为肝阳上亢，痰邪阻窍，证见舌强语謇，发言不正，急躁易怒，哭笑无常，舌红苔黄，脉弦，则治当平肝潜阳，化痰开窍，方选天麻钩藤饮加减。

（4）口眼㖞斜：多以口眼㖞斜，或伴口角抽搐，患侧眉低眼垂，表情淡漠，甚至咀嚼不利，口角流涎，舌质淡，苔白腻，脉弦滑等为主要临床表现。治以祛风除痰通络。方选牵正散加减。

❖ 11. 针灸治疗效果佳

中风根据患者不同的临床表现，传统医学运用独特的理论和方法，通过望、闻、问、切四诊收集病情资料，进行辨证论治，采取一系列的治疗措施。

中风的发病原因可归纳为风、火、痰、毒，中风的发生和发展可涉及到心、肺、肝、肾四个脏器，由于以上四个脏器阴阳失调，加之平素房劳过度、劳累、嗜酒、生活无常、膏粱厚味、肉食过度而发生。根据患者的临床表现分为几个类型治疗。

（1）中经络

①肝肾阴虚及肝阳上亢型：表现为头晕头疼、耳鸣、少寐多梦、腰酸脚软、手脚麻木，逐渐发展为偏瘫、口眼歪斜、舌斜、语言障碍、舌质发红、苔白或稍黄、脉象眩滑或弦细数脉。

治疗原则：滋阴潜阳、熄风通络为则。

针灸：曲池、合谷、阳陵泉、足三里、三阴交、通里，用泻法，一日一次或一日两次；第一次针患侧，第二次针健侧，如隔日一次，每次健患侧均做针灸治疗，语言不利的加廉泉、玉液、金津放血，口眼歪斜加针攒竹透鱼腰、太阳透下关、医风等。

体液疗法：丹参液加大黄液静脉滴注，剂量可根据体质情况而定；另加小活络丹内服，每日两次，每次一粒，黄酒送下。

②痰热腑实及风痰上扰型：表现为半身不遂，或半身麻木、口眼歪斜，大便干燥或秘结、语言不利、舌苔黄腻、脉象弦滑而大。

治疗原则：化痰通络，祛痰活络为则。

针灸：曲池、内关、合谷、阳陵泉，足三里、三阴交、通里、丰隆、阳陵泉，用泻法。每日一次或两次，第一天针刺患侧，第二天针刺健侧，若隔日治疗一次，患健两侧均取；语言不流利的加廉泉、金津、玉液放血；口眼歪斜加刺攒竹透鱼腰，四白透迎香，地仓透颊车、翳风、下关。

（2）中腑腑： 分闭证和脱证两大类型。

①闭证：由于阴阳元气发生逆乱而得。症状：表现为突然昏倒，不醒人事、牙关紧闭、口噤不开、口眼歪斜、两手紧握、患肢拘急、强痉、烦躁不安、面赤身热、气粗、大便闭阻、痰声漉漉、舌苔黄腻、脉象弦滑数。

治疗原则：化痰开窍、平肝熄风。

治疗方法：a. 急性期的抢救针灸：人中、十二井穴点刺放血，必然苏醒，苏醒后针刺以下穴位：廉泉、涌泉、丰隆、太冲、合谷均用泻法。b. 中成药灌服：安宫牛黄丸、至宝丹，紫雪散、万氏牛黄清心丸，根据病情可选一种应用，应采用先针刺后灌药的方法进行治疗，效果才更好。

②脱证：表现为突然昏倒、不省人事、半身肢体瘫软，口眼歪斜、目合口张、鼻干、息微、手足撒开、二便失禁、汗多、肢冷、舌痿脉象微弱欲绝。

治疗原则：回阳固脱为则。

治疗方法：重用灸法；大椎、神阙、丹田、关元，隔姜 50～300 壮，大艾炷。苏醒后针气海穴、关元穴。

③内闭外脱证：首先采用人中穴强刺激的方法进行治疗，刺后加灸足三里、气海、百会，见轻灸刺激三阴交穴，用平补平泻法。

中药液静脉滴注：生脉注射液或参附注射液静脉滴注。

④后遗症的处理：治疗一个月后，形成的偏瘫、口眼歪斜症状的患者按后遗症处理及治疗。

a.气滞血瘀型

症状：肢体软弱无力，半身不遂，口眼歪斜、舌质紫、有瘀点、舌苔白、脉象细涩。

治疗：针灸阳白穴、下关穴、地仓穴、廉泉穴、曲池穴、外关穴、合谷穴、阳池穴、通里穴、环跳穴、阳陵泉穴、足三里穴、绝骨穴等。一般情况下，每次治疗取面部两穴，上肢、下肢各取三穴，或用透穴法，尽量做到取穴少而精，以上穴位轮换使用。另外，每次治疗加取心、肝、肺、肾的原穴，即太冲、太溪、内关、三阴交穴等。每个病例坚持治疗三个疗程评定效果，每日一次或一日两次针灸，上午针患侧，下午刺健侧，也可隔日一次治疗，每次患健侧双侧针灸穴位，二十天为一个疗程，两个疗程之间相隔七天，再进行下一个疗程。以上穴位治疗效果不理想时，可取哑门穴，第一针先刺哑门穴，然后再配合其他穴位，每周针哑门穴 1～3。中成药如人参再造丸、大活络丹、牛黄清心丸可任选一种或两种。

b.肝肾亏虚型

症状：一般表现为上下肢软弱偏瘫，发酸、言语不利、流口水、头晕面赤、神志呆痴、面色无华、无神、舌白、脉细微。

治疗：针灸四白、下关、地仓、廉泉、曲池、外关、合谷、阳池、通里、环跳、阳陵泉、足三里、绝骨、肾俞、胆俞、肝俞，每次治病取面部两穴，上下肢各取三个穴位，或取透穴，以上穴位轮流使用，用补法或者灸法，每个病例治疗三个疗程评定治疗效果，十次或十天为一个疗程。

12. 神奇的石氏中风单元疗法

"石氏中风单元疗法"是中国工程院院士、著名中医药专家石学敏教授在多年临床实践基础上创立的一套独特的中风病综合治疗方案。石学敏院士依据传统中医理论，整合多年的临床研究和现代药理研究成果，形成以"醒脑开窍针刺法"和"丹芪偏瘫胶囊"为主，结合现代康复手段，配合饮食、运动、心理及护理疗法的综合治疗方案。在这个包括了对中风的先兆期、急性期、恢复期、后遗症期全过程的治疗干预的单元里，针对缺血性中风和出血性中风及其合并症、并发症，采取相应的综合治疗措施，通过医患（包括家属）的积极配合，达到迅速、有效治疗中风的目的，能够明显改善半身不遂、口舌歪斜、舌强语謇或不语、偏身麻木等中风症状。针对缺血性中风，强调化瘀通络，配合康复训练、心理疗法并加强护理，解决了中风后出现的一系列合并症、并发症。针对出血性中风，根据发病阶段、出血量大小、合并症情况，调整针药应用时机，达到醒神、调神、疏导经气并化解离经之瘀血的效果。

"石氏中风单元疗法"有两大核心技术，一是"醒脑开窍针刺法"，二是"丹芪偏瘫胶囊"。"醒脑开窍针刺法"曾获国家中医药管理局中医药科技进步二等奖、国家科技进步三等奖。

该疗法有以下主要特点：

（1）规范、科学且简便易行。

（2）可适用于中风病的不同时期（先兆，急性期，恢复期，后遗症期）。

（3）见效快，轻、中度患者治疗4～8周后，基本可恢复正常；重度患者治疗 12 周后，可达到生活自理的疗效。

（4）疗效显著，总有效率达 98% 以上，可以降低致残率、缩短康复期，提高生存质量。

（5）迅速、有效溶解已形成的脑血栓，改善血液流变学指标，降低血黏度。

（6）改善血液循环，增加大脑血流量，保护和修复脑神经细胞。

（7）迅速改善肢体运动功能及神志障碍。

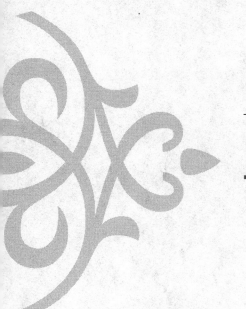

第四章

养病篇

第四章

养殖篇

❦ 1. 中风饮食学问大

中风患者除需药物治疗外，合理调配饮食对康复也具有重要作用。中风患者病情如已稳定，但有不同程度的意识障碍、吞咽困难时，应采用鼻饲饮食，将易消化的流汁状饮食，如浓米汤、豆浆、牛奶、新鲜蔬菜汁、果汁等分次灌入，或 5 ～ 6 次灌入混合奶 1000 ～ 2000 毫升，灌入食物不宜过热过冷，以 37 ～ 39℃为宜，混合奶配制所需原料为鲜牛奶 600 毫升，浓米汤 350 毫升，鸡蛋 2 个，白糖 50 克，香油 10 克，以及盐 3 克，配制方法分三步：把洗干净的鸡蛋磕开，放入干净盛器内，加入白糖、盐、油，用筷子搅匀；将鲜牛奶 600 毫升和米汤 350 毫升混合煮沸；将制成的鸡蛋混合液倒入煮沸的牛奶米汤中，边倒边用筷子搅拌，即成 1000 毫升混合奶（患者若并发糖尿病，免加白糖）。

若中风患者神志清醒，但进食时仍有呛咳，则应给予糊状饮食，其饮食内容为蒸蛋羹、肉末菜末粥、肉末菜末烂面条、牛奶冲藕粉、水果泥或将饭菜用捣碎机捣烂后给患者食用。

中风患者康复期无吞咽困难，宜以清淡、少油腻、易消化的柔软平衡膳食为主。

首先，应限制动物脂肪，如猪油、牛油、奶油等，以及含胆固醇较高的食物，如蛋黄、鱼子、动物内脏、肥肉等，因为这些食物中所含的饱和脂肪酸可使血中胆固醇浓度明显升高，促进动脉硬化；可采用植物油，如豆油、茶油、芝麻油、花生油等，因其中所含不饱和脂肪酸可促进胆固醇排泄及转化为胆汁酸，从而达到降低血中胆固醇含量，推迟和减轻动脉硬化的目的。

其次，饮食中应有适当蛋白质，常吃些蛋清、瘦肉、鱼类和各种豆类及豆制品，以供给身体所需要的氨基酸。一般每日饮牛奶及酸牛奶各一杯，因牛奶中含有牛奶因子和乳清酸，能抑制体内胆固醇的合成，降低血脂及胆固醇的含量，饮牛奶时可将奶皮去掉，豆类含豆固醇，也有促进胆固醇排出的作用。

第三，要多吃新鲜蔬菜和水果，因其中含维生素 C 和钾、镁等。维生素 C 可降低胆固醇，增强血管的致密性，防止出血，钾、镁对血管有保护作用。

第四，可多吃含碘丰富的食物，如海带、紫菜、虾米等，碘可减少胆固醇在动脉壁的沉积，防止动脉硬化的发生。

第五，每日食盐在 6 克以下为宜，因食盐中含有大量的钠离子，人体摄入钠离子过多，可增加血容量和心脏负担，并能增加血液黏稠度，从而使血压升高，对中风患者不利。

第六，忌用兴奋神经系统的食物，如酒、浓茶、咖啡及刺激性强的调味品。此外，少吃鸡汤、肉汤，对保护心脑血管系统及神经系统有益，且需忌暴饮暴食。

❀ 2. 蔬菜水果，好处多多

　　每天吃一定量的水果和蔬菜能降低患中风的风险，哈佛大学医学家的研究已取得了确凿依据。像花椰菜之类的蔬菜以及水果汁具有较强的抗局部缺血性中风的作用，不同的水果和蔬菜含有不同的维生素和矿物质。专家们推测，可能是水果和蔬菜中的营养物能阻止血栓的形成，从而能预防中风的发生。日本研究人员早在 1980 年就对近 15 000 名男性和 23 000 多名女性进行了问卷调查，了解他们平时食用黄绿色蔬菜和水果的情况，并对他们进行了长期随访。直到 1998 年，被访者中有 1926 人死亡，其中 48% 的人死于脑梗死，32% 的人死于出血性中风，另外 21% 的人死于其他疾病导致的中风。在排除体重、吸烟、酗酒、受教育程度、家族性高血压、糖尿病和心脏病等因素的影响后，研究发现，每天食用黄绿色蔬菜的人，中风的死亡率比每周仅食用一次蔬菜的人要降低 26%，每天吃水果的男性中风死亡率可降低 35%，女性可降低 25%。

　　研究人员发现，每天吃五种蔬菜和水果的人与每天吃两种或很少吃蔬菜和水果的人相比，患局部缺血性中风的风险低 30% 以上。一个标准的进食方法是，早上喝一大杯果汁，中午吃一个苹果和晚上吃一道蔬菜，这样就可实现每天 5 道菜的蔬菜水果保健计划。

　　每天吃 6 种像花椰菜之类属十字花科的蔬菜，能使患中风的风险降低 29%。爱喝果汁的人，如果每天喝 4 杯半柑橘汁，也能使患中风的风险降低 35%。

　　据研究，蔬菜和水果含有大量的维生素 C，血液中维生素 C 浓度的高低与脑中风密切相关，浓度越高，脑中风的发病危险就越低。此外，维生素 C 还是一种有效的抗氧化剂，能够清除体内自由基。而自由基增多，就会增加患心脏病和脑中风的风险。

其次，蔬菜水果中富含膳食纤维，它可以起到抑制总胆固醇浓度升高，从而防止动脉硬化、预防心血管疾病及脑中风的功效。美国一项研究表明，每天从蔬菜和水果中摄入一定量的水溶性膳食纤维，血液中的胆固醇含量可下降 3% ~ 5%。基于这一认识，发达国家国民迅速调整膳食结构，少吃肉、糖、脂肪，多吃果蔬。因此，近年来，在欧美等国，心脑血管病的死亡率已呈下降趋势。

第三，新鲜的蔬菜和水果中富含钾、镁、叶酸等营养物质。钾元素对血管有保护作用，还能起到降低血压的作用。镁元素也具有降低胆固醇、扩张血管等预防脑血管病的功效。而叶酸能将中风患者体内的高半胱氨酸转化为蛋氨酸、降低血液中半胱氨酸的浓度，从而减少患冠心病和中风的危险。此外，许多果蔬中含有寡糖，有减低血流凝集的作用，也可以防止中风。

❧ 3. 健康食品，降压降脂

下面向中风病患者介绍几种具有降压降脂作用的健康食品，在日常的饮食中不妨搭配选用，对中风病的防治和康复是大有裨益的。

豆芽富含多种维生素、矿物质、蛋白质和一定量的纤维素，可降低血脂并治疗高血压。

豆腐是高蛋白食物，含植物性脂肪，有降低血脂和防止动脉硬化的作用。

土豆含糖类和蛋白质，能供应人体较多的营养物质，由于产生的热能少，可避免人体过多储存，具有减肥作用。

大蒜具有降低胆固醇、防止动脉硬化的作用。

大葱活血祛寒，能促进血液循环，有增进食欲的作用。

黑芝麻促进血液循环和能量代谢，有降低胆固醇、改善动脉硬化等作用。

海带、紫菜是丰富的含碘食物，并具有预防高血压、高血脂、肥胖等作用。

芹菜含丰富的纤维素和多种营养成分，有降低血压、血脂，通便和软化血管的作用。

萝卜、胡萝卜含多种丰富的维生素和微量元素，具有清热解毒、活血化瘀等作用，可降低血压、血脂，并有减肥作用。

南瓜营养丰富，可促进人体胰岛素分泌，增加肝肾细胞的再生能力，具有降低血压、血糖和血脂等作用。

黄瓜利尿消肿、润燥止渴，含有的丙醇二酸物质，能抑制脂肪的形成，并具有降低胆固醇的作用。

鱼类降低人体内胆固醇和三酰甘油的含量，防止动脉硬化。

蛋类含有不同程度的硒元素和蛋白质，能预防高血压、动脉硬化等，由于含有胆固醇，食用量不可过多。

羊肉含丰富蛋白质、钙质、铁质，可增加营养。

食醋促进消化、消毒杀菌，并能有效防止动脉硬化和高血压。

茶含丰富的儿茶素和微量元素，以及多种维生素，可降低血脂、增加血管弹性和韧性，促进血液循环和新陈代谢。

4. 中风食疗药膳14款

下面为广大中风患者推荐几款食疗药膳，在有利中风病养护和治疗的同时能够愉悦舌尖，可谓是一举多得，不妨适当选择，丰富餐桌上的内容。

（1）麻仁薄荷粥：火麻仁30克，生薄荷6克，荆芥10克，白高粱米100克。将火麻仁研碎，与薄荷、荆芥同用水煎，去渣取汁，以汁下米煮粥，空腹食用。适用于急性中风病，属中经络之络脉空虚，肌肤不仁，手足麻木，突然口眼㖞斜，口角流涎。

（2）白鸭血饮：白鸭血。白鸭血每日2杯，早晚饭前1小时服用，连续服用1～2个月。适用于急性中风病，肌肤不仁，手足麻木，突然口㖞，语言不利，口角流涎，半身不遂。

（3）龟血冰糖羹：乌龟血50克，冰糖30克。将龟血加等量清水及冰糖，放入锅中隔水炖熟食用。每日1次，7天为1个疗程，可连服数个疗程。适用于急性中风病后遗症，半身不遂，行走困难，口眼歪斜，语言謇涩。

（4）雄鸡血煎：雄鸡血10克，黄酒10克。将鸡血煎热，调入黄酒温服。每日1～2次。适用于急性中风病后遗症，半身不遂，口眼歪斜，语言不利，口角流涎。

（5）麦冬枸杞饮：麦冬30克，枸杞子30克。两药煎汤代茶饮，每日1剂，30天为1个疗程。适用于中风后头晕目眩、视物不清、半身不遂者。

（6）陈醋胡椒梨：陈醋250毫升，白胡椒10粒，梨2个，置盘内加醋，上笼蒸至梨熟即可服食，每日2次，每次1个梨，连服30个梨为1个疗程，久服有益无害。适用于肝阳上亢脉络淤阻所致的半身不遂、头痛头晕、面赤耳鸣、口干舌燥、舌红绛、苔薄黄者。

（7）黄芪芍药桂枝粥：黄芪1.5克，白芍、桂枝各10克，生姜1.5克，粳米100克，大枣4枚。先将前四味同入锅水煎，取浓汁，再入粳米和大枣同煮为粥。适用于因气虚血滞而导致的肢体麻木、半身不遂者。

（8）蚌或珍珠母粥：蚌或珍珠母120克，粳米50克，先用水2000毫升煮蚌或珍珠母，取汁，再以汁煮米做粥，可作为早餐食用，食时少加盐。或猪胆绿豆粉：猪胆汁120克，绿豆粉80克，拌匀晾干研末，每服6克，每日两次。

适用于肝火炽盛、风阳上扰。除症见半身不遂、口眼歪斜外，体有呼吸气粗、躁扰不宁、头胀耳鸣、巅顶作痛（一般血压偏高），舌边尖红、苔落黄、脉象弦数，可采用清肝降火熄风之食品进行调治。

（9）郁李仁粥：郁李仁6克，薏米30～50克，将郁李仁研碎，以水滤取汁，另煮薏米做粥，将熟，入郁李仁汁调匀，晨起作早餐食用，食时可加入适量冰糖。或竹沥粥：淡竹沥水10～15克，粟米（小米）50克，先煮米做粥，临熟下淡竹沥水，搅匀，晨起空腹食之。

适用于痰热内结：半身不遂、口眼歪斜外，伴有喉间痰鸣，语言謇涩、形体困重、舌苔厚腻、脉沉滑有力，可采用涤痰泄热进行食疗。

（10）人参粥：人参（或党参）10克，稻米50～100克，将人参切碎，微火煮熬约两小时，再将米放入人参汤中煮粥，分两次服用，早晚食之。或山药桂圆粥：鲜生山药100克，桂圆肉15克，荔枝肉3～5个，五味子3克，白糖适量。先将山药去皮切成薄片与桂圆、荔枝肉、五味子同煮作粥，加入白糖，晨起或临睡时服食。

止气欲脱，适用于卒中后，目合口开，声嘶气促，舌謇语涩，面色青白，汗出肢冷，大小便自遗，舌淡，脉沉细而弱，可采用益气敛阴之食。

（11）**枸杞地黄粥**：枸杞子 15 克，干地黄 15 克，生姜汁煮数沸即可，食时加红糖少许，晨起作早餐食用。或栗子粥：栗子（去皮壳）50 克，白米 50 克，盐少许，淘米煮粥。米与栗子同时放入，粥成加少许食盐，晨食用。

适用于肾虚络阻：舌短不语，足痿不行，或半身不遂，舌淡红，脉细弱，可用以食疗。

（12）**山楂荷叶粥**：山楂 15 克，荷叶 12 克，煎水代茶。

适用于高血压兼高脂血症。

（13）**首乌粥**：何首乌 30 克，粳米 60 克，大枣 5 枚。将何首乌九蒸九晒、入砂锅浓煎取汁、去渣、同粳米大枣煮粥，每日 2～3 次温服。

适用于动脉硬化、高脂血症。

（14）**凉拌芹菜**：芹菜梗 200 克，海带 100 克，黑木耳 50 克，先把黑木耳和海带洗净发透，切丝，用沸水焯熟；嫩芹菜梗切成 3 厘米长，用沸水煮 3 分钟捞出，原料冷却加调料拌和。

适用于高脂血症、冠心病、高血压等。

5. "性"福生活，"慎"字当先

性生活是夫妇间正常的生理需求，不仅青壮年如此，老年人同样需要性生活。人到老年，保持精神和生活上的安定，得到体贴和照顾，是延年祛病的重要条件，而夫妇相依为命，互相照顾，可以祛除寂寞，性生活的欲望又能得到适当的满足，这样可以增强生活信心，使生命充满活力，但中风患者必须根据病情，量力而行，不可勉强性交。有统计资料表明，在性生活意外的多种情况中，以心、脑血管疾病者发生率最高，这是因为性生活时，除生殖器官的明显变化外，身体各部分可发生十多个方面的变化，其中以血压、心率变化最明显和最重要。如正常人心率每分钟70～80次，性活动开始后心率即逐渐增快，至性高潮时可达150次左右，个别人甚至会更高，血压的变化也与此有类似的趋势。因此，一个患过脑血管意外的人如果性生活不加节制或在性生活中过于激动，脑内的血液在短时间急剧增加，血压骤然升高，就很容易导致脑血管破裂出血而再度发生中风。

中风患者在急性期和恢复期要禁止行房事，中风后期或后遗症期，以及没有留下后遗症的患者，可在身体各方面功能允许的前提下，又有这方面的心理和生理需求，是可以适当过性生活的，但性交的次数应该节制，尽量选择费力小的体位，如双侧位：夫妇双方均取侧位，女在前，男在后，如果男方患病，也可以取女上位，这样可以减少体力的消耗，避免意外情况的发生。如果在性交过程中患者出现心悸、胸痛、头痛、全身出汗等，应立即停止。在性生活中，也可采用非性交的方式，运用各种形式的爱抚，以达到双方身心的满足。

另外，国外有资料报道，口服避孕药可增加血液的凝固性，并能升高血压，使某些血栓性疾病增加，但对大多数人来讲，其绝对危险性是很低的，而对于患有高血压、高脂血症、糖尿病和偏头痛的妇女而言，由于其血液黏度本来就比一般人高，若再口服避孕药，就可能增加发生中风的危险性。所以，患有上述疾病的女性最好不服避孕药，而改用其他方法避孕。

❀ 6. 不容忽视的家庭护理

中风后的家庭护理是中风后的重要内容，也是中风康复医学的重要课题，对于防止中风再次发生，防止中风的并发症，创造和巩固中风康复的条件，都是极为重要的。根据我国的国情，中风患者的康复约有90%是在家庭里进行的，这就更加体现出家庭护理的重要意义。

关于中风患者的护理，误区甚多，专家认为：有必要专门和广大中风患者家属们详细探讨一下这些问题。

患者中风后，患者家属根据患者的病情，在医生的指导下，对患者进行生理、心理上的护理，以利于患者防止中风的复发和并发症的发生，并且为了患者肢体功能康复训练和日常生活自理能力训练创造必要的、有利的条件。

鉴于我国的国情，大部分中风患者的康复期是在家庭度过的，因此，家庭护理的重要性日益突出。中风后，家庭是否积极护理，是否懂得科学护理，是否积极支持患者的康复训练，以及康复训练是否得法，对于改善患者的悲观情绪，树立生活信心，坚定抗病信念，积极配合治疗和康复，有着莫大的影响。国内外的众多研究已经得出了一致的结论——积极护理中风患者的家庭，患者康复快，功能恢复好，中风的复发率低，而得不到良好护理的患者，其生活境遇和结局无疑是很悲惨的。

经常有很多患者因为得不到良好的家庭护理和康复指导，发生了褥疮、肺炎等并发症，或者错过了康复训练的最佳时机，产生关节挛缩、肌肉萎缩，生活完全不能自理，终日病卧于床，医生每见于此，甚觉心痛。

做好家庭护理，既要照顾好患者的衣食住行，又要注意患者的心理变化，预防并发症，并且患者病后体质恢复较慢，加上神经病变后对环境特别是气候变化的适应能力减弱，较易患病，更应精心护理，细心观察病情变化，当发现患者的神志、语言或患肢功能渐重时，要及时请医生治疗。

具体来说，中风患者的家庭护理包括以下几个方面的内容：

（1）心理护理： 患者常有忧郁、沮丧、烦躁、易怒、悲观失望等情绪反应。因此，家属应从心理上关心体贴患者，多与患者交谈，安慰鼓励患者，创造良好的家庭气氛，耐心的解释病情，消除患者的疑虑及悲观情绪，使之了解自己的病情，建立和巩固功能康复训练的信心和决心。

（2）预防并发症： ①预防呼吸道感染：每日定时帮助患者翻身拍背4～6次，每次拍背10分钟左右。一旦发现患者咳黄痰、发热、气促、口唇青紫，应立即请医生诊治。②预防泌尿道感染：鼓励患者多饮水，以达到清洁尿路的目的。并注意会阴部的清洁，预防交叉感染。如发现尿液浑浊、发热，应及早治疗。③瘫痪患者多有便秘，有的可因为用力排便致使脑出血再次发生。给患者吃低脂、高蛋白、高能量饮食及含粗纤维的蔬菜、水果等，并给予足够水分。定时定点给便器排便，必要时应用通便药物、灌肠。④患者瘫痪在床，枕骨粗隆、肩胛部、髋部、骶尾部、足跟部等骨骼突出处易发生褥疮。应用软枕或海绵垫保护骨隆突处，每2～3小时翻身一次，避免拖、拉、推等动作，床铺经常保持干燥清洁，定时温水擦澡按摩，增进局部血液循环，改善局部营养状况。⑤每日行四肢向心性按摩，每次10～15分钟，促进静脉血回流，防止深静脉血栓形成。一旦发现不明原因的发热、下肢肿痛，应迅速诊治。

（3）**保持功能位：**保持瘫痪肢体功能位是保证肢体功能顺利康复的前提。仰卧或侧卧位时，头抬高15º～30º。下肢膝关节略屈曲，足与小腿保持90º，脚尖向正上。上肢前臂呈半屈曲状态，手握一布卷或圆形物。

（4）**功能锻炼：**功能锻炼每日3～4次，幅度次数逐渐增加。随着身体的康复，要鼓励患者自行功能锻炼并及时离床活动，应严防跌倒踩空。同时配合针灸、理疗、按摩加快康复。①上肢功能锻炼：护理人员站在患者患侧，一手握住患侧的手腕；另一手置肘关节略上方，将患肢行上、下、左、右、伸曲、旋转运动；护理人员一手握住患肢手腕，另一手做各指的运动。②下肢功能锻炼。护理人员一手握住患肢的踝关节，另一手握住膝关节略下方，使髋膝关节伸、屈、内外旋转、内收外展。护理人员一手握住患肢的足弓部，另一手做各趾的活动。

（5）**日常生活动作锻炼：**家庭护理的最终目的是使患者达到生活自理或协助自理。逐渐训练患者吃饭、穿衣、洗漱、如厕及一些室外活动，由完全照顾过渡到协助照顾，直至生活自理。

7. 中风护理小贴士

（1）"昼夜颠倒"巧纠正。中风患者由于急性期和病情发展的原因，许多患者出现昼夜颠倒的情况。即白天无精打采、昏昏入睡，夜间烦躁不安、无法入睡，家属应参照下列方法予以纠正：

控制白天患者的睡眠时间。除午休外，其他时间安排功能训练、听广播、交谈等，严重颠倒者可白天服用兴奋剂，晚上9点后，让患者洗漱，排便后在安静、室温适中的环境下睡眠，不能睡眠者可服用安定剂，也可选用改善脑血液循环的药物，如西比灵10毫克，每晚一次口服，既能治疗中风又能达到安定的作用。

（2）喷射性呕吐速处理。喷射性呕吐不伴恶心，有时会引起呼吸不畅，胃内容物喷出时堵塞鼻腔，在临床上是中风患者常发生的症状表现。

处理方法：立即将患者头偏向一侧，及时清理口鼻腔的呕吐物，保持呼吸道通畅。装有假牙者，要取出假牙。通知医生，遵医嘱给药。监测生命体征，患者停止活动，卧床休息。将患者的床单整理干净，创造舒适的环境。给予心理护理，放松因呕吐产生的紧张情绪。未得到医生许可，别让患者进食或饮水。

（3）口腔卫生勤维护。及时清除口腔内分泌物，并用冷开水、1%双氧水、0.2%呋喃西林液或3%硼酸溶液作口腔擦洗。同时注意面瘫侧颊部黏膜的清洁，以免食物残渣滞留而发生口腔感染。如有口腔黏膜糜烂，可用1%龙胆紫涂抹，或用冰硼散、锡类散涂抹。口唇干裂可涂甘油或防裂油。如口腔黏膜及舌面上有片状或点状的白膜，提示霉菌感染，可轻轻拭去白膜，露出湿润潮红的糜烂面，再涂上制霉菌素甘油或制霉菌素麻油。此药可自己制作，将制霉菌素片压成粉状，拌在甘油或麻油中即成。

有假牙的患者，每次吃过饭要将假牙取下，用牙刷刷干净，待口腔清洁后，再带上，以免挂带食物。吞咽困难留置鼻饲管者，也必须注意口腔卫生，一般每日应清洁口腔两次。

（4）鼻饲期间须协助。中风患者禁食1～3天后，如果病情经治疗而稳定下来，因吞咽神经功能障碍仍不能自行进食，就要考虑到营养的补充问题。在确定消化道无明显出血的情况下，应采用鼻饲供给营养，通过鼻饲管不仅可以供给营养，而且可以用药，特别是中药汤剂及某些粉剂药物。

对意识清楚的患者，家属要与医生一道做好患者的思想工作，向患者说明鼻饲的必要性与保证充足营养对疾病恢复的重要性，要患者忍耐暂时的不适以配合治疗。对于意识不清的患者，在烦躁不安的情绪下，必要时须对患者的健侧肢体活动加以限制，以防止患者将鼻饲管拔出。鼻饲患者除需有专人24小时护理外，家属要在旁加以协助，鼻饲管插入后不必每天调换，每次鼻饲前，均先要确定管子是否在胃中，每次量不能过多，在灌入过程中，要严密观察，防止溢出，防止误入气管引起窒息。

（5）水肿、疼痛及时处理。脑血管疾病患者易出现上肢水肿、疼痛，最早在发病后第三天发生，迟至6个月发生，严重影响患侧上肢功能的恢复，并给患者带来极大的痛苦，应给予及时的处理。

①卧位时适当抬高患侧上肢，坐位时把患侧上肢放在前面的小

桌上。

②减少在患肢输液，因输液可诱发手浮肿。

③向心性加压缠绕：手指或末梢的向心性加压缠绕是简单、安全、具有戏剧性效果的治疗方法。用一根粗 1 ～ 2 毫米的长线，从远端到近端先缠绕拇指，然后再缠绕其他每个手指，最后缠绕手掌和手背，一直到腕关节以上。

④冷疗：有止痛、解痉及消肿的效果。用 9.4 ～ 11.1℃的冷水浸泡患手 30 分钟，每日 1 次。

⑤冷、热交替法：先把患手浸泡在冷水中 5 ～ 10 分钟，然后再浸泡于温热水中 10 ～ 15 分钟，每日 3 次。目的是促进末梢血管收缩、舒张的调节能力，效果肯定。

⑥冰水浸泡法：将患者的患手浸泡在 1：2 的冰水中，来回浸泡 3 次，每次短时间间隔。

⑦主动、被动运动：首先进行肩胛骨活动，之后可在上肢上举的情况下进行三维的肩关节活动。不应练习使伸展的患侧上肢持重的活动。患侧上肢的被动运动可防治肩痛，维持各个关节的活动度，但这些活动应非常轻柔，以不产生疼痛为度。

⑧必要时给予物理治疗及四肢血液循环泵。

❈ 8.　康复锻炼功效大

中风患者常可有肢体瘫痪、语言、认知等一系列障碍，如果不进行或不及时康复，极易留下终身残疾。因此，对中风患者的药物治疗只能算完成了疾病治疗任务的一半，更艰巨的任务是通过早期和持续的康复训练，使他们尽可能地恢复正常的功能。

中风，尤其是缺血性中风，不管是完全性卒中、进展性卒中、可逆性缺血性神经功能缺失，从自然病程来看，在未加任何治疗及用药的情况下确有自愈的可能。但是至今尚缺乏标准能准确诊断出刚发病的患者是属于哪一种类型，如果属进展性中风，可能来看急诊时病情尚轻，进病房时病情已加重，到第2天病情会更重；反之，如属可逆性缺血性类型，则不予用药也会恢复。国内外的许多研究提示，中风康复训练的确能够使患者偏瘫侧肢体功能改善，自理生活能力提高，这不能归功于自然恢复。在中风的专科康复病房，患者的出院率比普通病房的对照组显著升高，中风后严重并发症的发生率显著降低，康复病房的中风患者的预后比普通病房的患者好。开展科学系统、规范的中风康复训练疗程，可以促进中风患者的功能恢复，关于中风康复训练的研究结论已经证明，中风后适当、科学的中风康复训练是增强患者偏瘫侧肢体功能和提高患者自理生活能力唯一有效的途径，这已经被国内外广大神经科学者所接受。

◈知识链接◈

可逆性缺血性神经功能缺失：指中风所发生的症状与体征较轻，持续存在，可在3周内恢复，亦有经过48～72小时后自行恢复，仅遗留下轻微的神经缺损。

科学的中风康复训练不是盲目的训练，即使有些医生有时也认为，只要随便活动活动就行，动动就比不动好，其实不是这样的。

中风提倡早期康复训练，必须在康复专业人员指导下科学地训练，否则将引起"误用综合征"。举个例子说，中风患者脑损伤后，常常上肢屈肌张力高，甚至处于痉挛状态（手指、手臂向内屈曲，不能伸直），但有些患者由于不懂康复知识，在本应锻炼手和臂的伸展功能时，却使用一种练握力用的"橡胶圈"拼命地练手的握力或用各种方法练习拉力，结果是强化了屈肌，越练手指和肘关节越伸不直，长时间锻炼的后果是加重了手和臂的病态姿势和功能障碍，纠正起来很费劲。当然，中风偏瘫患者不是不要肌力训练，问题是要科学地训练。

9. 康复良机莫错失

关于康复锻炼的时机，以前都在中风后遗症期去实施，现在新的观点主张中风患者的康复治疗开始的越早越好，在生命指征稳定的情况下，脑梗死的患者48小时，脑出血的患者一周内就可以康复介入，早期的康复介入不仅能减少废用性肌萎缩、关节挛缩、褥疮等并发症的发生，大大降低致残率，而且也减少了开支，缩短了住院时间，现在中风早期的康复介入正在被广泛接受。

中风的康复运动应在急性期过后就开始，这时患者一般并不能主动活动，往往需要被动锻炼，例如患肢各关节的被动运动、肢体的按摩、转身、拍背、肢体置于功能位置与正确体位等，以预防患肢的挛缩和畸形，不论患者意识清楚与否，必须保持正确的体位。一般要求中风患者上肢处于肩关节上抬、前伸，上臂外旋稍离开躯干，肘关节伸展，前臂旋后，腕关节伸展，掌心向上，手指分开，伸展，大拇指外展。下肢则处于骨盆前挺，髋关节轻度屈曲，大腿内旋，膝关节轻度屈曲，踝关节背伸，站立时全足掌落地支撑。在卧床期通过良好的体位和肢体摆放，即良肢位或抗痉挛体位，就可减少患者的异常模式的形成。

虽然医务人员提倡康复锻炼越早越好，但是患者和家属往往还是对早期锻炼顾虑重重，特别是脑出血患者，更是担心早期活动会引起再出血。其实，康复锻炼引起再出血的机会很小。医务人员总结出，脑出血患者进行康复锻炼，只要血压平稳，动作不猛，就不会引起再出血，而康复锻炼开始太晚会丧失预防后遗症和并发症的作用。

还有人认为，中风患者的康复在半年以后就没有意义了，再锻炼患者的身体功能也不会更多地恢复了，这种想法也是错误的。很多患者在中风一年后，身体功能仍有改善，而且不坚持进行锻炼，已经恢复的功能往往会退步。

一些有高血压、冠心病等其他脏器病变的患者担心锻炼会引起血压波动和心脏病发作。其实，中风的康复锻炼是循序渐进的，只要避免过度劳累和用力过度，一般不会有这些情况发生。

所以，我们提倡中风患者一旦病情稳定，就可以进行锻炼，促进病体康复。

10. 肢体位置设计好

良好的肢体位置是指为了防止或对抗病后瘫痪肢体痉挛姿势的出现，保护肩关节免受损伤及早期诱发单个关节运动（又称分离运动）而设计的一种肢体摆放的位置，这种体位又称治疗体位。偏瘫患者典型的痉挛姿势表现为上肢的肩下沉后缩，肘关节屈曲，前臂旋前，腕关节掌屈，手指屈曲，下肢的外旋，髋膝关节伸直，足下垂内翻。

早期注意并保持床上的正确体位，有助于预防或减轻上述痉挛姿势的出现和加重。脑血管病的初期，患者的大部分时间都是在床上度过的，因此，采取什么样的肢体位置很重要。通常情况下，可选用下列体位：

（1）**患侧卧位**：患侧在下，健侧在上，这样可以增加对患侧的知觉刺激，并使整个患侧身体被拉长，从而减轻痉挛。此外，健手能自由活动。采取该体位时，头部应有枕头的良好支持。患侧上肢前伸，使肩部向前，确保肩胛骨的内缘平靠于胸壁。上臂前伸以避免肩关节受压和后缩时关节伸展，手指张开，掌心向上，手中不应放置任何物体，否则会因抓握反射的影响而引起手指屈曲，健侧上肢可放在身上或身后的枕头上，放在身前是错误的，因带动整个躯干向前而引起患侧肩胛骨后缩。健侧下肢前置于枕上，患侧下肢在后，即患侧髋关节微后伸，膝关节略屈曲。

（2）**健侧卧位**：健侧在下，患侧在上。头部枕头不宜过高。患侧上肢下垫一个枕头上举约100°，使患侧肩部前伸，肘关节伸展，前臂旋前，腕关节背伸。患侧骨盆旋前，髋、膝关节呈自然半屈曲位，置于枕上。患足与小腿尽量保持垂直位，注意足不能内翻悬在枕头边缘。健侧下肢平放在床上，轻度伸髋、稍屈膝。身后可放置一枕头支撑，有利于身体放松。

（3）**仰卧位**：头下置一枕头，但不宜过高，面部朝向患侧。患侧肩后部垫一个比躯干略高的枕头，将伸展的上肢置于枕上，防止肩胛骨后缩。前臂旋后，手掌心向上，手指伸展张开。在患侧臀部及大腿下垫枕，以防止骨盆后缩。枕头外缘卷起，可防止髋关节外展、外旋，枕头下缘可使膝关节呈轻度屈曲位，患者应尽量少采用仰卧位。因为这种体位受颈紧张性和迷路反射的影响异常反射活动最强。这种体位下，骶尾部、足跟和外踝等处发生褥疮的危险性增加。

11. 勤练"坐、站、走"

中风患者的康复锻炼，起坐、站立和行走等基本行动功能的锻炼是非常重要的内容。

（1）起坐训练一般分四步。即：

①侧卧，以一臂支持床头，要注意的是肘部位置应正好在肩之下成180°。

②起坐，拉住患者的健手，置健腿于患腿上，并使两下肢渐离床沿，慢慢放下。

③坐时的平衡，膝成直角，脚踏在地上，两臂外旋支撑于床上。

④转移到坐椅上，患者以健臂撑床，然后离床，必要时由旁人协助，将其瘫痪上臂伸直外旋并托住，接着，旁人用膝顶住患者之膝，一臂扶住患者的躯干，另一手于肘部托住患臂不使内旋，患者则用健臂抱住旁人的颈部。坐椅要求应稳固，座基要宽，有固定的臂托与舒适的靠背。

（2）站立要在起坐训练的基础上进行。最好在两平行杠中练习。从坐位站起时，先屈头与颈，再屈躯干，最后站起。训练时阻力可以从各个方面给予，步行训练必须在站立平衡之后，否则会遇到两个主要问题：首先，患腿缺乏姿势反射，使患者犹豫与不安；其次，患腿活动易形成伸直痉挛，以至不能正常行走。

（3）我们常常遇到一部分偏瘫患者的病情刚有些恢复，就急于练习步行，由于缺乏正确指导，患者形成划圈步态、步态不稳。因此，应该进行正确的步行训练，不必急于走多少路，要重视正确的基础训练。方法如下：

①患侧下肢支撑训练：当患者患侧下肢负重能力逐渐提高后，就可以开始患足单腿站立训练：面前摆放20厘米高的低木凳，将健侧下肢踏在上面，但不得负重，帮助者一手置于患者躯干健侧，协助将患者身体移向患侧。

②患侧下肢迈步训练：偏瘫患者迈步困难的原因之一是：患侧下肢屈膝不够，因此，主要训练内容是屈膝。

A. 患者俯卧床上，帮助者将患侧膝关节屈曲90°，做小范围的屈伸活动练习，或将膝关节维持于不同角度静止不动，以提高膝关节的控制能力。

B. 患者站立位，帮助者让患者微屈膝关节。训练其膝部肌肉的收缩控制能力。

C. 患者站立位，患腿屈膝向前迈步，如此反复训练。

③步行训练：上述动作反复练习后，可采用面对面扶持的方式进行训练。如果患者站立稳定性较好，也可在患侧扶持。扶持时，帮助者一手握住患手，使其掌心向前；另一手从患侧腋下穿出置于胸前，手背靠紧胸壁。帮助者与患者一起缓缓地向前步行。

在训练时，除了应了解肌痉挛问题和使肢体处于抗痉挛位置外，还必须知道训练是在神经肌肉系统障碍的情况下进行的，这要求有大脑高级中枢的随意努力和感觉刺激参与完成，需要本体来的刺激加以帮助，即用感觉来矫正。压力夹板是一有效的工具，对感觉丧失者，它能给以本体感觉刺激，从而引起反应，可用间歇加压法引起组织内运动而不产生痉挛。用充气塑料夹板，也能达到此目的，对患肢加压，每次要维持10 ~ 20分钟。

12. 中风患者的床上医疗操

床上医疗体操适用于能够作主动运动的卧床中风患者，该套体操能防止肌肉萎缩和关节畸形，逐渐扩大肢体活动范围和力量，为患者早日离床活动做好必要的准备。

（1）屈膝蹬腿：患者仰卧，双手叉腰，或患臂放在体侧，动作舒缓，切忌粗暴。健侧下肢屈膝，足跟、足底贴于床面，然后用足向前蹬，以伸直下肢为宜，随即恢复原位。患肢下肢屈膝足跟、足底贴于床面，然后用足向前蹬，若因腿部力量不足不能完成，可用柔软物，如小枕头、小被褥等放到患肢大腿底下使下肢抬起。重复2次。

（2）上肢伸展：患者仰卧，双手平放，动作舒缓，切忌粗暴。健侧上肢向上方与身体呈90° 抬起，再放回原位。患侧上肢向上方与身体呈90° 抬起，再放回原位。健侧上肢向外展与身体水平呈90° ，再放回原位。患侧上肢向外展，如上肢已有弯曲改变，可用健手外推患肢，以协调外展，再放回原位。重复2次。

（3）下肢内展外旋：患者仰卧，下肢伸直，动作舒缓，切忌粗暴。

健侧下肢外展，然后还原，再内旋，再外展，还原。患侧下肢外展，然后还原，再内旋，再外展，还原。重复2次。

（4）**腕部运动**：患者仰卧，双手平伸，掌心向下，动作舒缓，切忌粗暴。双手同时扬腕，再屈曲后回原位，双手屈腕，再扬起后回原位。患手不能动作时，健手可帮助屈曲。双上肢伸直，掌心向上，屈肘呈90°，再伸直，连续两次。重复2次。

（5）**足部运动**：患者仰卧，下肢伸直，动作舒缓，切忌粗暴。双足同时背屈，双足同时背屈。后回原位，再同时前伸，后回原位。重复2次。

（6）**手指运动**：患者仰卧，双手举于胸前，手指伸直，动作舒缓，切忌粗暴。双手指同时屈曲，然后握拳，再双手指伸展，后手指伸直，健手可帮助患手完成。重复2次。

做本套体操时，应有人保护，防止患者受到意外伤害。另外，运动完毕应注意避风防止感冒。

13. 中风患者的床边医疗操

床边医疗体操适用于能够离床下地做主动运动的轻度中风偏瘫患者，该套体操比床上体操活动范围与运动量都大一些，因编排合理，能促进患者身体机能的有效恢复。

（1）**呼吸运动**：患者自然端坐，四肢放松端正，动作舒缓，切忌粗暴。两臂侧开上举，身体微微后倾，头略高抬，胸廓伸展，尽力吸气，然后患臂张开上举，尽力举高为止。两臂自然下落，身体微微前倾，两臂稍内收，双手相互环抱，不能再抱时可将患臂自然放在体侧，慢慢呼气，至呼尽后转为正常呼吸。重复2次。

（2）**拍打运动**：患者自然端坐，四肢放松端正，动作舒缓，切忌粗暴。健手自上而下拍打患侧上肢，从肩部外侧向下到手，共做8次。上身微前屈，用健手拍打患侧下肢，从大腿根部向足踝部前侧，共做8次。此动作因幅度较大，要注意保持身体平衡，防止跌倒损伤。重复2次。

（3）**划臂运动**：患者自然端坐，四肢放松端正，动作舒缓，切忌粗暴。掌心向上，两臂前平举。翻掌，掌心向下，两臂伸直，先健侧后患侧向身体侧后做游泳划水动作。两臂收回至身体两侧，掌心向上。重复2次。

（4）**抬腿运动**：患者自然端坐，双手叉腰，或患臂放在体侧，动作舒缓，切忌粗暴。健腿自然抬起，小腿伸直，后放为原位。患腿尽力抬高，还原。如瘫痪严重可用健手帮助，但要注意身体平衡。重复2次。

（5）**摇体运动**：患者自然端坐，四肢放松端正，动作舒缓，切忌粗暴。两臂放在体前，手掌放在腿上，身体前倾15°～30°，头部保持自然，不低头，后还原坐直。两手叉腰，左臂自然下垂于体侧，右手仍叉腰向左倾斜15°～30°，头部保持自然，不低头，后还原坐直。左手叉腰，右臂自然下垂于体侧，向右倾斜15°～30°，头部保持自然，不低头，后还原坐直。以上动作为前后、左右摇体动作。重复2次。

（6）**弓步运动**：用健手扶住桌面，侧立桌旁，动作舒缓，切忌粗暴。健腿后退一步，身体微前倾，患腿微前屈，健腿绷直用力踩地，后还原。健腿前进一步，身体微前倾，健腿微前屈，患腿绷直用力踩地，后还原。重复2次。

（7）**握拳运动**：身体直立，两臂前平举，掌心向下，五指叉开，动作舒缓，切忌粗暴。双手同时翻掌，掌心向上，再翻掌，掌心向下。双手握拳，尽力紧握，再五指尽力叉开。重复2次。

（8）**踏步运动**：健手扶住桌面，侧立桌旁，动作舒缓，切忌粗暴。先抬健腿然后还原。再抬患腿然后还原。重复2次。

做本套体操时，应有人保护，防止患者受到意外伤害。另外，运动完毕应注意避风防止感冒。

14.　中风患者的语言康复

中风失语或言语机能障碍多见于左脑半球病变，语言是人的重要工具，人们利用语言互相交际，交流思想，达到互相了解，一旦出现障碍，就破坏了人际交流，破坏了人与环境的接触。因此，中风患者的语言康复是中风后康复的主要问题之一。

（1）**口语表达能力的康复训练**：先要进行舌肌、面肌、软腭和声带运动的训练，以使语言肌肉的功能得以恢复。发音训练最简单的方法是结合日常生活令患者与人交谈。

（2）**听理解障碍的康复训练**：康复办法是教患者看训练者发音时的口唇动作与声音的联系，并配以物或图，以达到理解的目的。

（3）**文字理解力的康复训练**：让患者看物或画，或以指字复述的方式进行朗读训练。

（4）**书写的康复训练**：应从写患者的姓名开始，渐至抄写词句，直至写短文，用左手写。应利用尚保留的语言功能进行上述训练，如有的老人患中风失语，但还能唱歌，则应鼓励其唱歌。经2～6个月的训练，失语症状可不同程度的恢复，但只要语言未完全恢复，仍应坚持康复训练。有的患者甚至经过 5 年时间，语言功能才完全恢复。语言康复训练最好在家中由家属帮助进行。因没有干扰，且可以结合日常生活，比在医院内进行更为有效。因中风老人的社会及文化背景不同，故语言康复训练一对一进行效果更佳。

❦ 15. 偏瘫肢体僵硬怎复健

偏瘫是中风常见的表现。在中风急性期，瘫痪肢体的肌力呈现不同程度的减退，严重者一点儿也不能动。此时别人若移动或伸屈患者的肢体，常会感到阻力较小，这叫做肌张力减低。然而，随着病情的好转，就会发现肌张力逐渐增高。一般来说，肌张力开始增高是一种好现象，往往是肌力恢复的前奏。但是，若随后肢体肌力增加缓慢，肌张力的进一步增高就会限制肢体的活动范围，甚至最后形成挛缩，给进一步康复造成极大困难。

偏瘫恢复期的肌张力增高是一种普遍现象，这也是患者肢体发僵的原因。大多数患者瘫痪的上肢因屈肌张力高而不易伸直，下肢则因伸肌张力高而不易弯曲，走路时即呈现下肢划圈状的步态。这种肌张力增高的程度因原来瘫痪程度的不同而有所区别，但均持续存在。肢体发僵的感觉往往早晨起来时较重，稍事活动后减轻；天冷或阴天时较重，天暖或晴天时较轻。在这种状况下，患者常以为是病情的波动或反复，实际上是肌张力增高限制了肢体活动范围的缘故。

为了减轻肌张力增高对肢体活动的影响，在瘫痪早期即应注意前面讲过的保持肢体功能位和进行肢体的被动运动，以及在恢复期尽早开始主动运动的锻炼。当主动运动尚不能达到关节活动应有的范围时，应以被动运动来补充。同时应当注意，不论被动运动或主动锻炼都要循序渐进，不宜勉强和过度。一时达不到的功能要求，不可强硬去达到。例如，关节伸不直时，不能生拉硬拽；下肢肌力不够时，不可硬把患者架起来拖着走，否则会造成肌肉和韧带的拉伤，甚至发生关节脱位。

患者自己能活动以后就比较好办了。在坚持按摩的同时，随着肌力的改善，可逐步增加各关节的活动范围，肌张力增高也会逐渐减轻。当然，在这一过程中也要注意运动幅度和运动量的掌握，否则仍会造成运动损伤。此外，天气变化时要注意增减衣物，天冷季节可在室内活动。

对绝大多数肌张力增高的偏瘫患者来说，以上措施如运用得当并持之以恒，肢体发僵虽不一定能完全消失，也可控制在一定范围。只有少数肌张力极度增高者需要医生给予药物等辅助治疗。不过有些药物的副作用较大，应严格按照医生的指导使用。

16. 中风后足下垂的防护

中风后由于神经系统功能受损，反射性地引起交感神经营养不良、神经血管萎缩，因此，患者多于病后1周内出现患侧足下垂，部分患者伴胀痛，皮温升高，影响足功能。众所周知，足的功能正常与否直接关系到日常生活能力的高低。如果忽略对足的保护和对足下垂的防治，一旦遗留足下垂后遗症，将造成永久性残疾。因此，对于中风有足下垂症状的患者必须精心护理，积极治疗。

（1）**足部温热疗法**：这是利用物理作用，使组织升温后再降温，达到促进炎症吸收、增加局部神经营养、缓解肌肉痉挛、减轻肿胀之目的。具体方法是先用 38 ~ 40℃温水浸泡患足 8 ~ 10 分钟，再用 15 ~ 20℃的冷水浸泡 8 ~ 10 分钟，反复交替 3 遍，每日 2 次，坚持 1 ~ 2 个月。

（2）**保持足部功能位置**：当患者只能卧床时，无论平卧位还是侧卧位都不能让足悬空。需要在足部置放一个软垫，平卧时患侧髋、膝屈曲，并使足踏于软垫上；侧卧位时患侧足下应置软垫，使其蹬实；睡眠时可采取布鞋疗法，即将患侧的布鞋垂直固定于患者的床栏杆上，每晚临睡时将患侧的足放进鞋内，每 2 ~ 3 小时从鞋内脱出进行一阵按摩，再将患足置于鞋内，直到可离床为止。

（3）**康复锻炼**：首先以被动锻炼开始，由医护人员或家属操作，从足踝关节到趾间关节做屈曲和伸展活动，手法要轻柔，用力由小渐大，每日 2 次，每次 20 ~ 30 分钟，当患者肌力达 2 级以上水平时，可在被动活动之后进行主动足部屈伸活动，循序渐进，不可强求，至患者能够站立时，不要急着训练走路，要先从站平台开始，直至能够用双足踏实地面，不发生倾斜后，方可进行行走训练，并注意步态，使步态符合生理要求。

（4）**针刺与按摩**：当患肢痉挛状态缓解后（约在中风 4 周后），可对患肢行针刺和按摩疗法。针刺可起到对潜在神经反射的刺激作用，上肢可选合谷、外关、曲池等穴位，下肢可取环跳、足三里、阳陵泉等穴位，每次留针 30 分钟，每日 1 ~ 2 次。按摩时手法要注意调节，肌张力高时用安抚性质的按摩，肌张力低时予以揉搓按摩。

❀ 17.　中风康复不宜"超保护"

在我们国家，如果家里有一个瘫痪的婆婆，而媳妇贤惠，每天喂水、喂饭、端屎、端尿，这就是好媳妇。但如果从一个康复医生的角度来看，可能就会提出3个问题：第一，这个婆婆是不是经过了正规的康复治疗。第二，她是否独立恢复了残疾功能，如果没有完全恢复，那么剩余的一部分能不能用器具来替代，比如说患者走路比较困难，那么是否给她买了助行架或轮椅，使她能自己走一段路。第三，家庭是不是对患者有超保护现象，就是说患者可以做的事情不让她做，如果有超保护现象，是完全错误的。独立做事，是使人长寿，使人觉得自己生命有价值的最好办法，我们千万要记住，对于一个要康复的患者来说，什么都没有他能够独立做事、独立行动更为宝贵。中风后合适的康复应对措施应给予重视，并认真实施。

肌肉和关节挛缩是中风后患者残疾的一个最主要的原因，所以国外当患者发生中风以后，一般都是在当天或第2天，就有康复医学专业的医生和治疗师去给这个患者会诊，比如说患者是一侧偏瘫，左手和左腿中风以后都不能动了，康复医生就会下医嘱：治疗师给予患者左手和左腿每天定时的被动性运动，运动主要有两个方面：一是关节，要活动每一个关节，使它活动到最大的限度，防止关节强直；二是肌力，被动活动肢体，能够保持肌力防止废用性萎缩，在这里强调的是运动一定要早、要及时。

骨质疏松，当骨头不在正常活动状态下承受压力的时候，最早在30小时就开始出现骨质疏松，一个偏瘫的患者如果不注意骨质疏松的问题，很可能会出现髋关节股骨的骨折，对骨质疏松的治疗，第一要尽早地活动肢体，哪怕是被动性的活动；第二要给予维生素 D 和钙剂。

◇知识链接◇

瘘：即漏之意，人或动物体深部脓肿，体表或脏器之间形成的管道。病灶分泌物由此管流出。

异位骨化，就是当患者瘫在床上不能动的时候，骨头旁边的软组织就会出现钙的沉着，主要引起的症状是疼痛，可以用解热镇痛药，并加强肢体的运动，特别注意防止摔倒，右侧偏瘫最容易出现摔倒，当患者不需要别人来帮助的时候，首先让他使用助行架，它和拐杖最大的不同就是助行架本身是稳的，是四个脚着地，人可以把自己的体重托付给它，这点是手杖和拐杖都做不到的。

预防长期卧床造成的人体衰弱，科学研究指出，如果一个正常的人卧床 7 天，带来的衰弱需要用另外的一个 7 天才能恢复到正常状态。因此，应在病床旁边放一把椅子，看到患者病情稍微缓解一点，就要求患者每天至少三次坐椅子，以避免长期卧床带来的人体衰弱。

中风的患者有 50% ~ 60% 会出现排尿困难或尿失禁，但一般在6 个月到两年都能自行恢复，有些患者甚至 1 个月就完全恢复了，最迟到 4 年才能恢复，去除长期留滞的导尿管后，用一次性的导尿管，每天用 4 次，尿道口应该进行很好的消毒。

褥疮，对骶部褥疮的预防就是翻身，对脚跟褥疮的预防，可以用软脚托把脚整个托起来，使脚跟悬空，避免引起褥疮。

吞咽困难，首先是插胃管或是做胃造瘘，然后进行语言康复，促进功能恢复。给患者治疗吞咽困难的时候，注意调节食物的干稀程度。

❁ 18. 中风康复锻炼十大误区

（1）过早开始肌力训练：有不少患者家属认为，中风偏瘫就是肌无力，可以通过在家或去健身房自个练握力器或拉力器来恢复肌力和功能。殊不知，中风偏瘫有别于周围神经损伤所致的肌无力，它不仅存在肌力的问题，更重要的是其运动模式发生了改变，单纯的肌力训练根本不足以恢复其功能，因此，中风偏瘫康复的目的不能以是否恢复肌力为标志，过早开始肌力训练不仅无益于康复，有时反而会加重痉挛影响康复进程。

（2）期望有灵丹妙药：有不少患者曾幻想：要是有一种药，一吃就好，那多好啊。想法和愿望都很好，可是很遗憾现在没有。任何想凭借"灵丹妙药"而康复的想法是不可取的，也是不可能的。其实发生中风后，一项重要的工作是加强康复锻炼，进行包括肢体功能、言语功能和生活自理能力的训练。也只有凭借努力训练和坚强的毅力，卒中患者才有可能康复，才有可能实现生活自理。

（3）康复是后期的工作、是可有可无的：有一部分医生和患者由于对康复了解不够，认为康复是后期的工作、是可有可无的，认为只有待患者神志清醒，能够起坐、进食后，才能开始康复。其实偏瘫的康复宜尽早开始，在患者生命体征（如呼吸、血压、脉搏、瞳孔改变等）平稳、神经症状不再发展48小时后，一般来说，脑梗发病后2～3天，脑出血可稍推迟至7～10天，在神经内外科病房药物治疗的同时，就可以循序渐进地对患者进行早期、科学、合理的床边康复治疗。

（4）**康复是医生的事，与家属关系不大**：有不少患者家属错误地认为康复是医生的事，只要患者在医院接受治疗就万事大吉了，与自己关系不大。其实在偏瘫患者的康复过程中，家庭，或者说家属担当着一个十分重要的角色。一方面家庭的温馨、家人的亲情以及督促训练是偏瘫患者战胜残疾最有力的支持；另一方面偏瘫患者的穿衣、进食、如厕等日常生活能力的训练在家庭中不仅可行，而且还极有成效。可以说偏瘫患者能否回到家庭，是否可以重返社会，在很大程度上取决于家庭对偏瘫患者继续康复的质量。

（5）**急性卧床期宜静养不能动**：中风急性期康复是中风治疗中一个重要的组成部分，但常被临床医师和家属忽视，而重点放在药物治疗上，强调静卧不动。其实即便是大面积脑出血、重度脑梗死及偏瘫合并严重肺部感染的昏迷不醒的患者也可以进行诸如偏瘫肢体位置的正确摆放、体位的被动变换、关节的被动活动等康复治疗，以预防褥疮，避免或减少今后痉挛的发生，消除"废用综合征"出现的可能，大大缩短住院日，减少治疗费用，为以后全面的功能康复打下良好的基础。

（6）**喜欢在患侧上肢静脉输液**：有的患者和家属认为患肢反正不会动，用来静脉输液正好合适。殊不知这样做，健侧肢体是自由了，却给患肢的康复带来了问题。由于患肢血液回流本来就差，加之渗液和活动受限，易引起手背水肿和粘连，增加肩手综合征发生的危险性。

（7）**不注重基本动作的训练，强行练走路或爬楼梯**：有些患者和家属心急，患肢略能动，就急于求成，迫不及待地由几个人牵着、拉着开始走路或爬楼梯的强化训练。其实患者的心情可以理解，但方法不可取。要知道欲速则不达，不注重基本动作的训练，漠视患者运动模式所处的阶段，强行练走路或爬楼梯，极易损伤膝关节，引起疼痛的发生，加剧错误模式的固化，导致系统训练的停滞。

（8）**过分依赖医生或家属，过度的被动治疗**：有些患者病后变得敏感而脆弱，表现为对医生和家属的过分依赖性，缺乏康复训练的主动性，认为医生的手法、针灸或家人按摩才是治疗，自身的主动训练是没用的。其实对中风患者而言，主动训练比被动治疗要强上 10 倍。

（9）**未能把康复动作贯彻于日常生活中**：有些偏瘫患者在医院里训练时，能如质如量地配合医生完成各项训练项目，但回到家中就忘了所教的，未能把康复动作贯彻于日常生活中。其实在医院康复训练的时间毕竟有限，而功能障碍的恢复过程又是缓慢的，需要较长时间的反复训练、反复刺激才能使功能恢复到一个相当的程度。这一矛盾的解决只有患者把康复训练动作贯彻于日常生活中，形成习惯，才有可能加快和巩固康复效果。

（10）**患肢的恢复是没有规律可循的**：一般来说，偏瘫患者的运动功能恢复以头颅、躯干和大关节恢复相对较快，下肢运动功能恢复比上肢运动功能恢复早。肢体的运动功能恢复以先近端后远端的顺序出现。例如，一般上肢的运动功能恢复以肩关节的活动恢复为先，逐渐地肘关节、腕关节恢复，而手指功能的恢复则相对较慢，其中拇指的功能恢复最慢。当然，有时候由于偏瘫病变损害部位的特殊性等原因，也可使偏瘫肢体功能恢复的顺序有所变化。

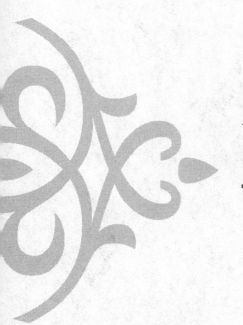

第五章

防病篇

1. 中风治疗难，预防是关键

中风的发病，既与年龄、自然环境有关，也是致病因素长期积累，由量变到质变的过程，在中风病的众多危险因素中有些是不可控制的，如自然环境、年龄；许多因素是可以控制的，人们完全可以通过预防危险因素，避免任何诱发因素，尽量减少发病，大致归纳为以下几项：

（1）积极防治高血压： 不管是缺血性中风还是出血性中风，高血压都是一个主要的危险因素，许多研究早已证实高血压是脑中风最常见、最重要的危险因素。高血压是可以治疗和预防的危险因素，只是现在仍有许多人没有认识到高血压的严重性和重要性，不关心自己的血压状态，总觉得中风不会光顾自己。在此忠告，重视监测血压，积极防治高血压。

（2）积极防治高血脂、糖尿病、心脏病、肥胖症、动脉粥样硬化等： 这些疾病我们司空见惯，患者很多，平时他们过得也挺好，好像没什么可怕的。在此忠告，我们要预防中风病，千万要重视防治这些病，如果已经患有这些疾病，必须进行系统正规的治疗，切不可存有侥幸心理。

（3）调整饮食： 膳食结构合理，以高蛋白、高维生素、高纤维素、低脂肪、低胆固醇、低盐饮食为主，不要忽视药膳防治的重要性，经常食用既有营养价值又有医疗作用的食物，如芹菜、山楂、胡萝卜、绿豆、决明子、海蜇皮等，戒除吸烟、喝酒等不良嗜好。

（4）**进行适当的体育锻炼：**每天适当做些体育锻炼活动，如医疗体操、太极拳、气功等。

（5）**消除各种诱发因素：**合理安排工作、学习和生活时间，注意劳逸结合，避免精神紧张或情绪激动；避免激烈运动或搬抬重物；保持大便通畅，防止便秘；另外，腹泻、大汗、发热、脱水能诱发缺血性中风，也应注意。

（6）**调整心理状态和个人修养：**以健康、乐观的态度对待生活、学习和工作，避免忧郁、哀伤和情绪激动。

（7）**定期体检：**做好早发现、早诊断、早治疗、早预防。

2. 中风病的十大高危人群

在日常生活中，我们有时可能听到："隔壁的大妈中风了"、"楼下的大哥偏瘫住院了"这样的话。给人的感觉到现在患中风病的人太多了，人们往往会有人人自危的恐惧感，我到底会不会患中风病？

通常医学上把容易患中风病的因素称为中风"危险因素"，把容易发生中风疾病的人叫做中风的易患者，或者叫高危人群。经专家统计研究具有下列因素者，需要格外注意：

（1）有中风家族史者。中风具有遗传因素，直系亲属如父母、兄弟姐妹中有中风史者，则本人要比一般人容易患中风病，父母患中风的其子女患中风的几率比一般人高4倍。

（2）有血压升高或高血压病史者。据统计，80% 的中风患者都患过血压升高或有过高血压病病史，即使平时没有症状的高血压病，其发生中风的机会也比正常人高 5 倍。不坚持正规降压治疗就增加了发生中风病的危险性。

（3）糖尿病患者。糖尿病患者的糖代谢和脂肪代谢紊乱，可引起心脑血管，特别是微血管病变，增加了动脉硬化和发生中风的危险性。

（4）心脏病。特别是冠心病、心脏扩大、心律失常、心房颤动、心功能不全，都不同程度地减少了脑血流量，使发生中风的危险性增加。

（5）一过性脑缺血发作俗称"小中风"，往往是发生中风的前奏。如小中风反复发作，迟早会发展成中风。

（6）脑动脉硬化是中风的病理基础。由于脑动脉硬化，脑动脉内膜增厚，管腔狭窄，而造成脑供血不足。

（7）其他如肥胖、喜食肥肉、高脂血症者，烟酒瘾过大者，脾气急躁者，体力活动少者，先天性脑动脉畸形和颈椎病经常眩晕发作者等。

（8）属于中医的血瘀症范畴者，包括胶原疾病、痛风、冷球蛋白血症等。

（9）客观体检有异常。平时生活中有一些中老年人身体本身没有任何不适，但体检时发现一些问题，如血液黏度高，血小板聚集能力增强，反映了血液流变学的改变，容易形成血栓。

（10）高龄。调查发现，90% 的中风患者年龄都在 40 岁以上，60 岁以上患者发生中风的机会就更多了。

3. 严控血压，远离中风

据报道，美国高血压患者脑梗死的发病率是正常人的 2 ～ 3 倍。日本是世界上中风病发病最高的国家，高血压患者患中风病者是正常人的 13.1 倍。在我国，有人报道 80% 的中风患者与高血压有关，其中 86% 的脑出血和 71% 的脑血栓形成都有高血压病病史，而没有症状的高血压，发生中风病的机会是正常血压者的 4 倍。同时，研究中还发现，无论是收缩压还是舒张压升高，对中风病的危险性都很大。收缩压＞ 150 毫米汞柱者，发生中风病的相对危险性是收缩压≤ 150 毫米汞柱者的 28.8 倍。而舒张压＞ 90 毫米汞柱者是舒张压≤ 90 毫米汞柱者的 19 倍，高血压患者发生中风的几率是血压正常人的 6 倍，大约 80% 的脑出血患者都是由于高血压引起的。

许多研究均已证实，高血压是脑中风最常见、最重要的危险因素，并且是可以治疗和预防的。脑中风的危险度与血压高度呈线性关系，血压越高，发生中风的机会越大。但高血压常常会被忽视，因为通常高血压常处于"无症状"状态，不测量血压，往往不知道自己有高血压病，因此也不会积极治疗。日本有一项研究对一农村社区高血压患者随访 14 年，发现高血压组比正常血压组脑出血死亡率高 17 倍，脑梗死高 4 倍。老年人单纯收缩期高血压（收缩压≥ 160 毫米汞柱，舒张压 <90 毫米汞柱）是中风的重要危险因素。在控制了其他危险因素后，收缩压每升高 10 毫米汞柱，中风发病的相对危险增加 49%，舒张压每增加 5 毫米汞柱，中风发病的相对危险增加 46%。当血压水平降至 140/90 毫米汞柱以下时，可明显减少中风的发生。因此，控制血压是防中风的首要任务。

（1）严格控制血压在 130/80 毫米汞柱以下，年龄越小，控制越严。最好每天监测血压变化，至少每周测一次血压，确保血压在正常范围，减少中风的危险性。超过 25 岁血压正常的健康人每年要监测 2 次血压，以早期发现高血压进行防治。

（2）坚持服用降压药物，不可随意停药，应按医嘱增减降压药物。降压药就相当于空调，血压一正常就停止服药，就相当于温度一下来就关空调，根本达不到调温的目的。

（3）全天稳定控制血压，使血压波动较小，不可将血压降得过低。血压不仅要求控制达标，还要求尽量平稳，有的人血压忽高忽低，一般药物极难控制，这样的血压对血管的破坏极大，发病的危险性也大。这时不仅需要调节药物搭配，还要弄清引起血压忽高忽低的原因，有针对性地进行治疗，否则难以取效。

❧ 4.　高血压控制勿入误区

高血压是现代社会的常见病、多发病，老百姓对高血压也都很熟悉，但殊不知很多人在高血压的控制上存在着这样或那样的误区，下面是对临床上常见的一些高血压控制误区的总结，您是否已经误入其中而不知呢？赶紧来看一下吧：

（1）血压高于正常值，但无任何症状（即无任何不适），似乎不影响工作和生活，所以不用吃药。有这种想法的人很多，这与高血压的基本知识普及不够有关。事实上，没有症状，并不表明血压不高；症状很多，血压也不一定很高。也就是说，血压与症状并不成正比。因此，虽然没有头晕、失眠、手指麻木等高血压的症状，但发现血压高（收缩压大于或等于 140 毫米汞柱或舒张压大于或等于 90 毫米汞柱），就一定要去正规医院检查，并遵医嘱服用药物。

（2）服用降压药时，一味追求降压效果，不了解血压波动的危险性。降压的原则是有效、平稳，尤其是平稳更为重要，因为血压的波动往往是引起中风的诱因。如果一味地追求降压效果，而忽视血压的平稳，有可能导致心、脑、肾的供血不足而产生严重后果。所以，短效降压药不适用于合并有心、脑、肾功能不全的患者。

（3）忽视降压药的副作用。事实上，降压药都或多或少地存在一些副作用。如甲基多巴可出现嗜睡、眩晕、腹胀等不良反应，优降宁的不良反应更多，可出现恶心、呕吐、失眠、多梦、定向障碍等，恶性高血压、肾衰晚期、甲亢、精神患者应忌用；卡托普利可出现咳嗽、皮疹等，孕期及哺乳期妇女不宜服用。因此，要在医生的指导下服药。

（4）认为血压降至正常可立即停药。除了少数早期轻型高血压患者可通过消除高血压的危险因素，如减少食盐摄入量、戒烟限酒，消除焦虑和精神紧张来控制血压外，大多数高血压患者需要终生服药，即使血压降至正常也不能停药，否则或早或晚会恢复到治疗前的水平，引起"停药综合征"或诱发严重的心、脑、肾、血管疾患。正确的方法是，待血压有效控制在正常水平一年后，在医生的指导下逐步减少药物的种类及药物剂量，用最少的药量达到最理想的治疗效果。

5. 低血压也需防中风

我们经常遇到一些中风患者，血压并不高（≤140/90毫米汞柱），以前也没有高血压病，但清晨醒来时，突然发现偏瘫、失语，对于发生"夜半卒中"现象，一般人感到困惑。究其原因，这是由于晚间睡眠时的血压比白天要低，血液循环缓慢，血液中的血小板、胆固醇与纤维蛋白容易沉积而导致脑供血不足，以至于造成脑血管阻塞，而突然发生缺血性中风。

事实上，血压较低的人也应警惕中风，尤其是夏季夜间更易发病。低血压分为急性低血压和慢性低血压。一般成人测量血压低于90/60毫米汞柱时，且长期持续达到这个水平就称作慢性低血压，慢性低血压会给身体带来损害。有的人经常感到头晕、全身疲乏无力、食欲不振，猛得站起来会一阵头晕目眩，甚至晕倒，昏迷不省人事，为急性低血压。

长期缓慢的血流可促使血栓形成，导致中风。因为夏天人体出汗多、血压普遍偏低，尤其是夜间睡觉时，人体血流速度缓慢，本身黏稠度高的血液在血管壁上形成血栓；再加上天气炎热人们吃得少，胃肠道消化不良，抵抗力弱，所以也易发病。

慢性低血压患者首先应去医院就诊确定病因，然后对症治疗，同时，可以从以下五个方面注意生活调节：

（1）夏天多喝开水，增加血容量。可以稀释血液，降低血黏度。

（2）女性减肥不能盲目节食。应合理搭配膳食，荤素搭配，保证摄入全面充足的营养物质，含胆固醇多的脑、肝、蛋、奶油、鱼卵、猪骨等食品，适量常吃，有利于提高血胆固醇浓度，增加动脉紧张度，使血压上升。

（3）低血压如伴有贫血症，宜适当多吃富含蛋白质、铁、铜、叶酸、维生素 B_{12}、维生素 C 等食物，如猪肝、蛋黄、瘦肉、牛奶、鱼虾、贝类、大豆、豆腐、红糖、莲子、桂圆、大枣、桑葚等。纠正贫血，有利于增加心排血量，改善大脑的供血量，提高血压和消除血压偏低引起的症状。

（4）防止久站，从躺位、蹲位和坐位转为站立位的过程中动作要缓慢，以免造成脑突然供血不足。

（5）加强运动锻炼，增强肌肉强度。

❧ 6. 高脂血症患者的中风预防

所谓高脂血症，系指血液中的脂肪含量高于正常而言。正常人空腹时血液中含胆固醇 3.1 ～ 5.7 毫摩尔 / 升，三酰甘油 0.56 ～ 1.7 毫摩尔 / 升。如果血液检验数值超过了这一标准限值，即称为高脂血症。大家早就知道血脂高不是好事情，却并不知血脂增高是脑中风的第二个发病危险因素。血液中的胆固醇、三酰甘油、低密度脂蛋白的增高和高密度脂蛋白的降低，将促进胆固醇的沉积，形成动脉硬化，并增加血液黏度，均增加了中风的危险性。国内外多位学者证实，胆固醇处于低水平即低于 4.16 毫摩尔 / 升时，发生出血性中风的危险性就会增加；如果血胆固醇高于 5.72 毫摩尔 / 升以上，缺血性脑中风的发生会随者胆固醇的升高而逐渐增加。

高血脂的危害是连续性的，目前血脂异常的诊断及治疗标准国内外尚无完全统一的意见，国际上公认的异常血脂治疗标准强调：应根据患者有无中风病危险因素而制定相应分级诊断及治疗标准；糖尿病患者无论是否有冠心病均应被列入积极治疗的对象；降低低密度脂蛋白胆固醇为治疗的首要目标，目标值为< 100 毫克每百毫升。

有中风或冠心病危险因素（或病史）的患者以及家族型高脂血症患者应定期（3 ~ 6 个月）进行血脂检测（胆固醇、三酰甘油、低密度脂蛋白胆固醇、高密度脂蛋白胆固醇等）。

血脂异常，尤其合并有高血压、糖尿病、吸烟等其他危险因素者首先应改变不健康的生活方式，要养成清淡的日常饮食习惯，保持低油、低糖、低盐，高纤维的"三低一高"饮食原则。少吃胆固醇含量高的食物，脂肪食物尤其是动物脂肪，由于含有大量饱和脂肪酸，会使血中胆固醇、三酰甘油升高，加速动脉粥样硬化的进程，容易发生脑中风。因此，应适当节制胆固醇含量高的食物的摄取，如动物内脏、蛋黄、鱼子、肥肉等。

单纯胆固醇增高或以甘油三酯、低密度脂蛋白胆固醇增高为主的混合型患者选用他汀类药物治疗，单纯三酰甘油增高或以三酰甘油增高为主的混合型患者选用贝丁酸类药物治疗，必要时可联合用药。治疗过程中严格监测药物的不良反应，包括肝肾功能，必要时测试肌酶，避免发生肌纤维溶解症。

7. 得了心脏病，勿忘防中风

心脑血管系统是一个体系，脑的血液来源于心脏射血，大脑正常活动必须依赖血液提供代谢保障，心脏病变所导致的对血液循环的影响都会对大脑产生影响。

当心肌梗死、心力衰竭时，心脏输出血量和循环血量减少，脑部的血液供应也相对减少而心动过缓，血流缓慢使脑缺血及血栓形成的风险明显提高，这会增加发生中风的危险。当风湿性心脏病合并有心房颤动等心率失常发作时，心房内的栓子脱落进入脑血管，引起脑栓塞，这种情况容易反复发作。其他类型心脏病包括扩张型心肌病、瓣膜性心脏病（如二尖瓣脱垂、心内膜炎和人工瓣膜）、先天性心脏病（如卵圆孔未闭、房间隔缺损、房间隔动脉瘤）等也对血栓栓塞性中风增加一定的危险。

因此，各种类型的心脏病都与中风密切相关。据研究，有心脏病的人发生中风的危险要比无心脏病者高 2 倍以上。对缺血性卒中而言，高血压性心脏病和冠心病者其相对危险度均为 2.2，先天性心脏病为 1.7。非瓣膜病性房颤的患者每年发生中风的危险性为 3%～5%，大约占血栓栓塞性中风的 50%。据总体估计，缺血性中风约有 20% 是心源性栓塞。有些研究认为，高达 40% 的隐源性卒中与潜在的心脏栓子来源有关。急性心肌梗死后近期内有 0.8% 的人发生中风，6 年内发生中风者约为 10%。

所以，对于成年人（尤其是 ≥ 40 岁）应定期体检，早期发现心脏病。已确诊为心脏病的患者，应积极找专科医师治疗。

对非瓣膜病性房颤患者，在有条件的医院可使用华法令抗凝治疗，但必须监测国际标准化比值（INR），范围控制在 2.0 ～ 3.0；对年龄＞ 75 岁者，INR 应在 1.6 ～ 2.5 为宜；或口服阿司匹林 50 ～ 300 毫克 / 日，或其他抗血小板聚集药物。口服抗凝剂华法杯用于房颤患者的一级预防，可使发生心源性脑栓塞的危险性下降 2/3 以上。

冠心病高危患者也应服用小剂量阿司匹林 50 ～ 150 毫克 / 日，或其他抗血小板聚集药物。

8. 糖尿病患者的中风警告

糖尿病也被确认为脑中风的危险因素，糖尿病不仅可以诱导和加速动脉粥样硬化，而且血内葡萄糖含量增多，也会使血黏度和凝固性增高，使血栓、栓塞的危险性增加，中风的发生就明显增加。而且一旦糖尿病患者出现中风，病情轻重和预后与糖尿病患者的血糖水平以及病情控制程度有关，其恢复程度也较非糖尿病患者差。并且糖尿病导致患者动脉血管广泛粥样硬化，大脑微血管病变致使脑组织蚕食样损害，往往不能被早期发现，从而更具危险性。

◈知识链接◈

糖化血红蛋白：是指被葡萄糖糖化了的血红蛋白（即血色素），通过测定血液中糖化血红蛋白的含量，可以反映一名糖尿病患者在以往 2 ～ 3 个月的时间内糖尿病控制状况的好坏。

有资料表明，糖尿病患者患中风的年龄要提早 10 年，发病几率比血糖正常的人高 2 ~ 4 倍。高血压和心脏病患者如合并糖尿病，患中风的危险性升高至 8 倍。据报道，糖尿病患者脑中风发病率为 1549.05/10 万，非糖尿病患者发病率为 333.00/10 万，两者差别非常明显。1999 年国内通过对"首钢"923 例糖尿病患者 1：1 配对研究，分析调查中风病的危险因素，发现糖尿病使中风的患病危险增加 2.6 倍，其中缺血性卒中的危险比对照组增加 3.6 倍。

因此，有中风病危险因素的人应定期检测血糖，必要时测定糖化血红蛋白（HbA1c）和糖化血浆白蛋白。不仅要监测空腹血糖，也要重视餐后血糖的监测，单纯监测空腹血糖将漏诊相当一部分糖尿病患者，并且餐后血糖对于糖尿病并发症意义更大，因此，糖尿病专科医师特别强调餐后血糖的控制。

一旦确诊为糖尿病，患者首先控制饮食、加强体育锻炼，2 ~ 3 个月血糖控制仍不满意者，应选用口服降糖药或使用胰岛素治疗。美国糖尿病学会防治指南建议：空腹血糖应＜ 7 毫摩尔 / 升（126 毫克每百毫升），所说的达标是要求患者空腹血糖和餐后血糖尽可能达到正常，具体指空腹血糖要求在 7 毫摩尔以下，餐后血糖在 10 毫摩尔以下，糖化血红蛋白 7% 以下。这只是一般的达标，严格的达标标准是要求空腹血糖在 6 毫摩尔以下，餐后血糖在 7.8 毫摩尔以下，糖化血红蛋白 6.5% 以下。这也是中国糖尿病防治指南要求的达标标准。

另外，糖尿病患者更应积极治疗高血压、控制体重和降低胆固醇水平。

9. 高尿酸血症患者的中风预防

以前大家常说的"三高"——血脂高、血压高、血糖高，现在又多了一个"尿酸高"。高尿酸血症是指血中尿酸超过正常范围的一种状态，高尿酸血症的危害很多，尤其是增加了中风的可能。过量的尿酸形成结晶沉积在关节可引起痛风性关节炎，沉积在肾脏可引起肾损害或结石。但是在高尿酸血症不发作时，没有任何症状，所以很容易被患者以及家属忽视。

◆知识链接◆

高尿酸血症：血中尿酸超过360微摩尔/升，视为高尿酸血症。临床上，当血尿酸超过390微摩尔/升，才可诊断为高尿酸血症。当血尿酸超过420微摩尔/升时，高尿酸血症已十分明确。血尿酸的溶解度在420微摩尔/升以上，已达到了超饱和状态，此时血尿酸极易在组织内沉积而造成痛风。

高尿酸血症分为原发性和继发性两种，原发性的高尿酸血症是因为基因等原因造成的，所以很难去预防，而继发性的高尿酸血症是可以预防和控制的。高尿酸血症的诱因主要有三个：一是因为尿酸产生过多，尤其是食物中嘌呤含量过高，以及过量饮酒等；其次是尿酸排出减少，主要是由各类肾病、高血压及甲状腺素过低等引起；第三是服用某些药物，如利尿药、抗帕金森病药物等。

大部分高尿酸血症是可以进行生活方式干预的，建议40岁以上有中风病家族史的患者，或抽烟、饮酒的人群，最好每半年监测一次尿酸水平，一旦发现尿酸升高，要立即查明原因并加以控制。

在日常饮食中减少含嘌呤量高的食物的摄入，含嘌呤较高的食物有动物脑、内脏、鸡、鸭、鸽、鱼、酵母和胚芽类的摄取物等；其次为牛肉、猪肉、羊肉、兔、火腿、香肠、骨髓等。而牛奶、鸡蛋、豆类、蘑菇、香菇、米、面、藕粉、核桃、花生、栗子、植物油、蔬菜瓜果、海藻类等食物中含嘌呤较少。应避免油炸、油腻食物及空腹饮酒。痛风乃是代谢失调症的一种，以肥胖者居多，肥胖者应减轻过多体重，有助于症状的改善。吃肉、鱼时应煮后去汤，或不喝汤，因为50%的嘌呤均溶于水中。

在高尿酸急性发病期，无论含嘌呤中等量或高含量的食物，都尽可能避免，在饮食中蛋类、牛奶或奶制品为蛋白质的主要来源。在非急性发病期，含中等量的食物可酌量摄取，但嘌呤含量高的食物，仍需加以避免。黄豆和黄豆加工品虽含中等量嘌呤，但对体内高尿酸的影响较肉类、鱼类来得小，除非是在急性发病期，否则仍可酌量摄取，以作为饮食中蛋白质的来源。热量摄取不足且过低时，必须补充含糖液体，以避免身体脂肪组织快速分解，抑制尿酸排泄，致使血液中尿酸浓度增加。

多饮水、多吃蔬菜瓜果等富含维生素、矿物质及纤维的食物，使每天的尿量保持在2000毫升以上，可以使体内生成的过剩尿酸淤积的盐类能随尿排出。

10. 肥胖者的中风病"黄牌"

现在生活越来越好，人的体重越来越重，并且越来越多的小胖墩出现了，随之而来的是心脑血管发病率增高，更有一张中风病向他们亮出的"黄牌"。

所谓"肥胖"是指体重指数（BMI）超标（计算公式为：体重／身高的平方，男＞25，女＞24就为肥胖）。临床观察发现，肥胖者与一般人比较，发生中风的机会要高40%。这与肥胖者多存在明显内分泌和代谢功能的紊乱，血中胆固醇、甘油三酯增高，高密度脂蛋白降低等有关，此外，胖人还常伴有糖尿病、高血压、冠心病等疾病，这些都增加了中风的危险。

◆知识链接◆

腰／臀围比：腰／臀围比值是腰围和臀围的比值，该指标是衡量体脂肪是否过多。正常范围：男性0.75～0.85，女性0.70～0.80。超过0.90的男性和超过0.85的女性属于腹部肥胖。

专家对10个人群的研究表明，肥胖者缺血性卒中发病的相对危险度为2.2。近年有几项大型研究显示，腹部肥胖比体重指数增高或均匀性肥胖与卒中的关系更为密切。Walker等人调查了年龄在40～75岁的28 643名男性健康自由职业者，在调整了年龄等其他影响因素后，相对于低体重指数的男性而言，高体重指数者卒中相对危险度为1.29，但以腰／臀围比进行比较时其相对危险度为2.33。有人专门研究了女性超重和中风之间的关系，发现随着BMI的增加其缺血性卒中的相对危险也随之增加。BMI在27～28.9时相对危险度为1.75，29～31.9时为1.90，到32以上时为2.37。还有一些证据显示18岁以后体重增加也会增加缺血性卒中的危险。因此认为，男性腹部肥胖和女性BMI增高是卒中的一个独立危险因素。

目前世界卫生组织的分类标准以 BMI（千克每平方米）25.0 ～ 29.9 为超重，BMI ≥ 30 为肥胖，此标准是以西方人群的研究数据为依据制定的。由于亚洲人的体重指数明显低于西方人，故一些亚洲国家的专家提出应重新定义，建议在亚洲人群中以 BMI 23.0 ～ 24.9 为超重，≥ 25 为肥胖，但这个定义的依据并未包括中国人的研究数据。

超重者和肥胖者都应该通过采用良好的饮食习惯、健康的生活方式、增加体力活动等措施减轻体重，从根本上降低卒中发病的危险。成年人的体重指数应控制在 28 以内或腰 / 臀围比小于 1，体重波动范围在 10% 以内。

11. 颈椎病患者也需防中风

由于社会分工不同，专业化水平的不断提高，职业病也越来越多，伏案低头长时间固定姿势的工作会产生颈椎病。在正常情况下，人低头时颈椎趋向前屈，仰头对颈椎趋于后伸，因为椎间盘富有弹性，并有调节椎体活动变位的功能，这种变位运动，不会使椎体出现前后错动。

随着年龄的增长，长时间固定姿势工作使维持颈部活动的肌肉韧带劳损、退化，固定关节的力量和功能减弱，在低头或仰头时，颈部关节失稳、摆动和错位，必然会刺激在颈椎横突孔中穿引的椎动脉，使它产生痉挛、收缩或折曲变形，管道不畅，造成脑部供血不足。另外，由于椎间盘的纤维环附着在锥体边缘，这种错动还会使纤维环反复牵拉，刺激椎体边缘，而发生骨质增生，骨质增生压迫椎动脉，引起椎动脉狭窄或痉挛，同样会造成脑血流不足。现在还有一种情况比较常见，就是夏天颈椎病发病增多，这多半因人们夏季贪凉引起，虽然经治疗可很快缓解，但由于经常复发，同样损害颈椎结构，影响大脑血循环的通道而诱发中风。因此，颈椎病会出现头晕、恶心、呕吐、视力模糊、耳鸣，甚至在行走时突然跌倒等症状。

颈椎病多发生于中老年人，而中老年人又多伴有脑动脉硬化，这样脑血管中的血流速度会更慢，血栓形成的机会增多，容易诱发中风病。所以，患有颈椎病的人，头部转动要缓慢，枕头宜低且硬度适中，以减轻增生的椎体对椎动脉的压力，减轻患者症状，使发生中风病的可能性降到最低限度。

另外，颈动脉狭窄也是中风的危险因素，国外一些研究发现，65 岁以上人群中有 7% ～ 10% 的男性和 5% ～ 7% 的女性颈动脉狭窄大于 50%。北美症状性颈动脉狭窄内膜切除试验的医生回顾分析了他们的研究数据，在狭窄程度为 60% ～ 99% 的人群中中风年发病率为 3.2%（经 5 年以上观察）。同侧中风年发病危险在狭窄 60% ～ 74% 的患者中为 3.0%，狭窄程度在 75% ～ 94% 的患者中上升为 3.7%，而狭窄 95% ～ 99% 的患者中则降为 2.9%，颈动脉完全闭塞的患者中仅为 1.9%。

临床上，无症状性颈动脉狭窄多经颈动脉超声检查发现，一般不推荐手术治疗或血管内介入治疗，首选阿司匹林等抗血小板药或他汀类药物治疗。对于重度颈动脉狭窄（>70%）的患者，在有条件的地方可以考虑行颈动脉内膜切除术或血管内介入治疗术。日常生活中，积极治疗相关病症，积极降压、调脂，改善血流动力学的指标等，尽量减少中风的发病机会。

12. "鼾睡"中当心中风来袭

睡眠呼吸暂停综合征是指在睡眠时经常发生呼吸暂停的一种临床症状。其特点是睡眠期间发生呼吸短暂停止，且每次呼吸暂停时限大于 10 秒，7 小时呼吸暂停总数大于 30 次或呼吸暂停指数大于 5（老年人大于 10）。中年以上肥胖者多见，主要症状为日间嗜睡或有嗜睡感，睡眠时鼾声响亮，反复发生呼吸暂停并因憋气而觉醒，可有疲乏、头痛、智力减退、性格改变等。临床上分为阻塞型和中枢型，前者多为肥胖者，因咽部组织松弛、腭垂或扁桃体肥大致咽腔狭窄，发生气道阻塞；后者如脑干或颈髓前侧病变，导致呼吸中枢动力减弱所致。混合型，兼有上述两种缺陷者。

平均每 20 个成年人就有一个患有呼吸暂停综合征，当中以男性、肥胖、酗酒、吸烟及有服安眠药习惯的人士患病的几率较大，老年患者比率更高，几乎每 10 人就有 1 人患有不同程度的睡眠呼吸紊乱。千万不可轻视睡眠暂停综合征的严重性，它不只影响成年人，事实上，研究发现约有百分之一的儿童亦患有此症。

医学家们经多年研究，证明了睡眠呼吸暂停综合征是中风的独立危险因素，即患有本症的人，中风的发病率增加。原因是：本症患者在呼吸暂停时，由于胸腔负压增加，使回心血量增多，心脏向人体循环血管中输送血液的负担加重；由于缺氧及脑血管收缩，血压升高，心脏外周动脉血管阻力也增加，心脏收缩力降低，使脑血流量减少；患者因低氧血症的刺激，促红细胞生成素分泌增加，使红细胞增多；缺氧使血小板聚集性增加，血流缓慢；缺氧又会损害脑血管内皮，故易促发血栓形成导致中风发生。另外，本征呼吸暂停时可出现低氧血症和高碳酸血症，有些患者可引起非常活跃的过度换气反应而出现低碳酸血症，造成脑血管收缩，又可引起血管内皮损害，加剧脑血管收缩，加之老年人脂质沉积，增加了脑动脉硬化的发生率及其严重程度，为中风的发生奠定了基础。因此，患有睡眠呼吸暂停综合征的人，应及时到医院诊治，防止中风的发生。

13. 戒烟限酒，中风远走

众所周知吸烟增加肺癌的患病率，但吸烟引起动脉粥样硬化，导致小动脉挛缩，从而诱发中风，人们可能不太熟悉。同样对于饮酒，有人会借口适量饮酒有益健康而不加节制，但酒精可能通过多种机制导致卒中增加，包括血压升高、高凝状态、心律失常、降低脑血流量等。多项研究表明，长期吸烟和饮酒都可以引起脑中风，是很重要的危险因素。

吸烟多的人比不吸烟者中风危险性增加2倍。过量饮酒者尤其是饮烈性酒的人比饮酒少的人得高血压脑中风的机会要高3倍。人群研究证据已经显示，酒精摄入量对于出血性卒中有直接的剂量相关性，但对于缺血性卒中的相关性目前仍然有争议。长期大量饮酒和急性酒精中毒是导致青年人脑梗死的危险因素，同样在老年人中大量饮酒也是缺血性卒中的重要原因，对于这一点需要引起广泛重视。

吸烟之所以会引起中风，由于烟草中含有100多种有害物质可以使血管痉挛、心跳加快、血压升高，还可以加速动脉硬化并促进血小板凝集，使血液凝固性和黏度增高，以致血液流动缓慢，并增加血液纤维蛋白原水平、降低高密度脂蛋白水平、加速动脉硬化，这样就增加了中风发生的危险性。吸烟量大、年长者患缺血性中风的可能性越大，长期被动吸烟也可增加中风的发病危险。有证据显示，约90%的不吸烟者可检测到血清可铁宁（N-甲-2-5-吡咯烷酮），考虑是由于暴露于吸烟环境所致。外国人Bonita和其同事研究发现，在去除年龄、性别、高血压、心脏病和糖尿病的影响后，长期被动吸烟者中风的发病危险比不暴露于吸烟环境者的相对危险增加1.82倍，且在男性和女性中都有显著意义。可见二手烟的危害也很严重，大家有必要同吸烟作坚决的斗争，吸烟者也要明白，吸烟害人害己。

中、重度饮酒可增加中年人缺血性中风的发病率及死亡率，因为饮酒可引起高血压、高凝状态、心律不齐，能促使血小板凝集，促发凝血反应和引起脑血管痉挛。日本对中年男性的前瞻性研究表明，乙醇每天摄入量＞70克者，除年龄因素外，中风发生的相对危险度比不饮酒者大约高2.5倍，其中出血性中风比缺血性中风更明显。因此，日常生活中要做到戒烟限酒。

14. 中风要预防，用药须谨慎

中风病可由诸多因素引起，最常见的除高血压、心脏病、动脉硬化及气候异常外，医学家还发现一些药物，如降压药、镇静剂、利尿剂、避孕药等，也是诱发缺血性中风病的重要因素。

（1）**降压药**：脑组织的血流量主要是靠血压来维持，若使用作用较强的降压药或服用降压药剂量过大，致使血压骤然大幅度下降，导致脑组织相对缺血，从而影响大脑血液供应，并因血压明显下降使脑部血流缓慢，很容易形成脑血栓。尤其是睡前服用大剂量降压药（有时老人健忘晚上重复服药），人在入睡后机体大部分处于休息状态，新陈代谢减慢，血压也相对降低，若再服用大剂量降压药，势必会使血压更低，心、脑、肾等重要器官供血减少，血流缓慢，血黏度增加，淤积在脑血管形成血栓而发生中风病。

（2）镇静药： 一些作用较强的镇静药，如氯丙嗪、水合氯醛、硫酸镁等，也可使血压在短期内急剧下降，使脑组织缺血缺氧，而导致脑血栓形成。

（3）止血药： 一般中老年人多伴有血管硬化，血脂偏高，血黏滞性增加。若患有出血性疾病，使用大剂量止血药，如安络血、止血芳酸等，可增加血液的凝固性，使血液缓慢，促使脑血栓形成。

（4）利尿药： 中老年人应用利尿药，如速尿、双氢克尿噻等，由于大量利尿，失水过多，血液浓缩，黏滞性增加，也易形成脑血栓；同样道理，发热时过量使用阿司匹林、复方氨基比林等发汗退热剂，或过量使用中药麻黄、桂枝等解表发汗剂时，均可致大量出汗，乃至失水过多而发生中风病。

〖知识链接〗

心动过缓： 窦性心律慢于每分钟60次称为窦性心动过缓。可见于健康的成人，尤其是运动员、老年人和睡眠时及其他疾病。

（5）避孕药： 口服避孕药是否会发生中风病，目前认识尚不一致。多数人倾向于可增加其危险性。有人经过流行病学调查发现，35岁以上妇女，尤其是吸烟者，口服避孕药患深部静脉血栓的危险性是非服药者的 5 ~ 7 倍，患心肌梗死的危险性是非服药者的 3 ~ 4 倍。中风病的发病率，与口服避孕药中的雌激素含量成正比。避孕药可能引起高血压，全血黏度增加，可影响脂肪和糖代谢，引起甘油三脂、胆固醇增高。

（6）抗心律失常药：服药剂量过大或静滴速度过快，可使血压下降，传导阻滞，心动过缓，促使脑血栓形成。

❀ 15. 气大伤身须切记

找我看病的李大爷跟我讲了一个故事，说他在公园里不小心险些和另外一个老大爷撞了个满怀，被对方大骂一通，他也挺生气，同样一大把年纪，凭啥挨他骂，可他一看对方拄着拐杖，手脚不灵便，是个偏瘫患者也就作罢了，心里恨恨地说"我可不能得你这个病"。确实，性格好胜、爱生气的人容易发生中风，坏脾气的人可要注意了，不要动不动就大动肝火。

研究发现生气与中风发生之间的相关性不受吸烟，低密度脂蛋白、胆固醇水平，高血压，糖尿病等其他危险因素的影响。早在两千多年前《黄帝内经》就有论述："阳气者，大怒则形气绝，而血菀于上，使人薄厥。"古代医家已经发现大动肝火会使人发生中风病。

> ❀知识链接❀
>
> **薄厥：**是指由于精神刺激，可使阳气急亢，血随气逆，致使血液淤积于头部，发生猝然昏厥的病症。

《美国心脏病协会杂志》发表的一份报告称，长期性情紧张、情绪激动、脾气暴躁、无法控制怒火的男子会改变血压值造成高血压，得中风或因心脏病突然死亡的风险比一般正常人高。主持这项研究工作的美国威斯康星州伊克流行病学机构总裁艾连·伊克说："曾经有一种观念认为，当怒火在心中燃烧时，如果发作出来而不是憋在心里，将更有助于驱除愤怒带来的负面健康影响"。但研究结果却不是这样：爱发火、脾气大的男人与和善的人相比，得心律不齐等病症的可能性要高出30%，这说明愤怒、敌意与心脏病之间有密切的关联，而且愤怒和敌意可以单独引发心脏病。研究人员发现，在压力之下变得急躁、没有耐心和争强好胜、随意发泄情绪的男人更容易患中风和心脏病。据统计资料表明，坏脾气发生中风的机会是普通人的3～5倍，爱发火的男人或容易发脾气的男人与性格平和的男人相比，患上或加深心室纤维性颤动（室颤）的概率高10%，也就增加了患中风的风险，同时，爱发火的男人因各种原因致死的几率比其他人高20%。而爱发火的女人得中风或心脏病突发的几率却没有这么高。

所以告诫人们避免恼怒根源，设法控制愤怒，切勿怒不可遏，在坏脾气快要发作时深呼吸或数十下可缓解坏脾气发作。

❀ 16.　劳逸结合莫失度

随着科技的进步，人们的空闲时间多了，生活内容丰富了，娱乐方式各种各样，打牌、下棋、聊天、游戏可以说应有尽有，并且通过互联网，通宵达旦也总有人陪你玩，殊不知，这也成了中风病的一大诱因。

譬如说许多老人喜欢打麻将，坐位时间较长，影响全身血液循环，使双下肢回心血量减少或静脉压增高，致使动脉血流灌注减少或血管内血液淤滞，容易导致缺血性中风。

长时间打麻将情绪易激动，血压不稳，可致血压突然升高，如果是老年人加之脑动脉硬化，机体调节机能较差，易导致脑血管自动调节功能丧失，脑血管受到很大的压力，引起脑血管或微小动脉瘤的破裂，造成出血性中风。

长时间打麻将精力过于集中，用脑过度，休息睡眠不足而头昏，头昏时仍坚持打麻将持续长时间的脑力劳动，脑部缺血缺氧可反射性地使血压升高，脑部血液循环障碍，容易诱发中风。

长时间娱乐会使人上瘾，忘记一切，甚至到了废寝忘食的地步，不及时排大小便，若不及时饮食、排大小便，会反射性引起脑缺氧，血压升高，如此反复，可使脑血管调节功能丧失，加重脑动脉硬化，也会诱发中风。

老年人患有多种疾病时，长时间打麻将会使老年人忘记服药，饮食不规律，休息睡眠不足，高血压，冠心病，糖尿病等疾病失去良好的控制，加大了危险系数。

还有的人，平时非常辛苦，拿娱乐当消遣倒不错，但却过度沉溺，劳心费神反而诱发悲剧的实例并不鲜见。

为防止中风，老年人活动要适当，每天应保证 8～9 小时的充足睡眠，科学地安排生活，做到起居规律，适当活动，劳逸结合，防止因文娱活动过度而加重病情或诱发疾病。

17. 严防中风"回马枪"

预防中风不仅要避免发病，降低损害，还要尽力减少中风的复发。由于得过中风的患者再发生中风的机会很大，如脑梗死得病之后不注意预防，那么 5 年内发生第二次中风病的机会达到 1/3，在临床上中风复发 3～4 次的患者并不少见，并且一次比一次严重，但通过服药和改变生活方式可以防止中风的再次发生。防止中风复发，必须做到以下几个方面的工作：

（1）查明病理： 有过中风后，需要通过 CT、磁共振等检查，明确究竟是缺血性还是出血性或是混合性中风，因为其防治原则各有不同，然后在医生的指导下，制订一套预防再次发作的方案，严格执行。

（2）生活规律： 就是要调节起居活动适应机体的生物钟，早晨醒来，不要急于起床，先在床上仰卧，活动一下四肢和头颈部，使四肢肌肉和血管平滑肌恢复适当张力，以适应起床时的体位变化，避免引起头晕，然后慢慢坐起，稍活动几次上肢，再下床活动，这样血压不会有大的波动，温水洗漱后，饮白开水一杯，冲洗胃肠，降低血液黏稠度，通畅血液循环，降低血压。

（3）适当晨练： 不宜做剧烈运动如跑步、登山，可根据个人的具体情况选择散步、作柔软体操、打太极拳等，不可过量。

（4）耐心排便： 切忌屏气用力，否则有诱发脑出血的危险，要坐便，这样可持久，多吃蔬菜、香蕉和纤维素多的食物，克服便秘。

（5）中午小睡： 即使睡不着，也应闭目养神，晚上按时就寝，睡前温水泡脚，然后按摩双足及双下肢，促进血液循环。

（6）**转变性格**：下决心改变脾气暴躁的性格，放松紧张情绪、缓解应激反应，学会休闲、劳逸结合，性格开朗、善于自我宽慰，达不到的欲望，不要苛求。

（7）**摒弃恶习**：戒烟、忌酒、勿饮咖啡，更不要长时间打麻将。

（8）**限钠摄钾，补充钙镁**：应把食盐量降至每天 6 克左右，增加钾的摄入，多吃桃、橙、香蕉、菠菜、毛豆、甜薯、马铃薯等富含钾的食物，缺钙可促使小动脉痉挛，血压升高，每天摄入 1 克以上的钙，应多吃粗粮、坚果、海藻等富含镁的食物。

（9）**勿乱投医，滥用药**：中风病用药最讲究"个体化治疗原则"，绝不可生搬硬套别人的用药经验，尤其那些镇静药、降压药、抗凝药、溶栓药等，用之不当会引起严重后果，一定要去有条件的医院看医生，与医生全面合作，按照医嘱用药，才会取得满意的效果，防止中风回马枪。

18. 中风预防的两个"三"

中风预防的措施简单易行，就是要做到两个"三"，即"三个半分钟"和"三个半小时"。

"三个半分钟"是指夜间醒来睁眼睛后，继续平卧半分钟，再在床上坐半分钟，双腿下垂床沿半分钟，然后再下地活动。根据资料统计表明，3/4 脑梗死、脑出血、心脏猝死等发生在夜间，24 小时动态心电图监测发现，夜间突然起床时常伴有一过性心肌缺血和心律失常，并与心脏意外密切相关，许多患者的心跳白天较平稳，唯独夜里可有几次大的波动，又多发生在患者夜间起床上厕所时。这主要是由于体位的突然变化，导致心脑血管供血不足，加上老年人自主神经调节慢，更容易发生危险，造成无可挽回的严重后果，防止夜间出问题最有效、最可靠的方法就是做到"三个半分钟"，缓慢地改变体位，不致血压迅速波动，使老年人自主神经得以调节，从而防止中风的发生。

"三个半小时"是指早上散步半小时，午睡半小时，晚饭后散步半小时。俗话说："树老根先竭，人老腿先衰""百练走为先"，对于有心血管疾病的人，步行是他们最有效的运动方式，老年人通过长期散步，特别是在绿荫道上散步，可使精神得以放松，心情舒畅，血压下降，呼吸平和。

现代医学认为，动脉粥样硬化尤其是早期阶段是个可逆的过程。研究证实，规律步行运动一年后，能使动脉粥样硬化的程度消退10%以上，尤其是晚饭后散步，还可促进消化，帮助睡眠，其效果并不亚于服用镇静药，但步行速度不宜太快，应因人而异，量力而行。

专家还总结预防中风"三戒"和"六字"诀，对于预防中风的生活有指导作用。"三戒"：一戒饮酒，二戒排便加压，三戒激情。"六字"诀：稳：即稳定情绪；防：即防止便秘；低：即饮食低脂、低盐；忌：一忌饮食过饱，二忌看电视时间过久，三忌随意突然停药；练：即坚持适度的锻炼；诊：即早治"小中风"。

19. 中风预防八大误区

（1）血压正常或偏低不会中风：血压正常或偏低的脑动脉硬化患者，可由脑动脉管腔变得高度狭窄，或伴有颈动脉斑块形成，或有血脂、血糖、血黏度增高等因素存在，发生缺血性中风。

（2）小中风无关紧要：不少中风患者发病前在短时间内出现过一侧肢体无力或麻木症状，伴有突然说话不利或吐字不清等，这是微小脑血栓引起的瞬间脑局部缺血，医学上称为小中风，约有一半小中风患者在5年内会发生偏瘫，因此必须高度重视小中风，及早就诊防治。

（3）药吃多少跟着感觉走：不少人知道每晚睡前服用肠溶阿司匹林预防脑血栓，但仅服1片，目前国际公认的肠溶阿司匹林用量为每晚50～75毫克，即25毫克1片的肠溶阿司匹林应服2～3片，如果药量不足，则达不到预防的目的。还有人服心痛定降压，错误地认为10毫克即10片，吃药吃出了偏瘫。

（4）用药品种越多越好：一些有过中风表现的人惶恐不安，于是四处看病，甲医生开了"圣通平"，乙医生开了"伲福达"，殊不知这些名称不同的药，其实都是心痛定，结果因用药过量导致中风。

（5）只管服药不检查：比如风湿性心脏病引起的偏瘫多见于心房纤颤患者，这类患者要终生使用抗凝药，同时进行用药监测，及时调整临床用药剂量，否则，用药多了会引起出血，用药量不足又会引起血栓。

（6）少服几次药没关系：一些老年人由于记忆力差，常忘记或重复服药。

（7）瘦人不会发生中风：科研工作者做过这方面的试验，得出结论，即瘦人也会中风。

（8）中老年人才易发生中风：虽然90％的中风都是发生在40岁以上的中老年人身上，但毕竟还有10％的中风患者不是中老年人，且越来越年轻化。